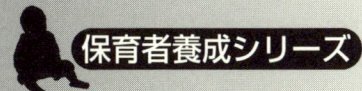
保育者養成シリーズ

子どもの保健 I

林 邦雄・谷田貝公昭 [監修]
加部一彦 [編著]

監修者のことば

　周知のとおり、幼児期の保育の場はわが国では幼稚園と保育所に二分されている。幼稚園は文部科学省の管轄の下にある教育の場であるのに対し、保育所は教育を主体とする場ではなく、福祉の側面を備えた厚生労働省の下に位置づけられている。しかしながら、保育所は遊びを通じて情操を育むなど、教育的な側面をも包含していることは言うまでもない。

　このような事情から、従前より、幼稚園と保育所のいわゆる「幼・保一元化」が求められてきた。この動きは、社会環境の変貌とともにしだいに活発となり、保育に欠ける幼児も欠けない幼児も共に入園できる「認定こども園」制度として実現した。すなわち、平成18年に成立した「就学前の子どもに関する教育・保育等の総合的な提供の推進に関する法律」(「認定こども園設置法」) がそれである。

　今後、「総合こども園」(仮称) などの構想もあるが、こうした中で保育者は保育士資格と幼稚園免許の2つを取得するという選択肢が広がる可能性が高まっている。その理由は、総合こども園は、幼稚園機能、保育所機能、子育て支援機能 (相談などが提供できる) を併せ持った施設で、既存の幼稚園と保育所を基本としているからである。

　監修者は長年、保育者養成に関わってきたものであるが、「保育学」「教育学」は、ある意味において「保育者論」「教師論」であると言えるであろう。それは、保育・教育を論ずるとき、どうしても保育・教育を行う人、すなわち保育者・教師を論じないわけにはいかないからである。よって、「保育も教育も人なり」の観を深くかつ強くしている。換言す

れば、幼児保育の成否は、保育者の優れた資質能力に負うところが大きいということである。特に、幼児に接する保育者は幼児の心の分かる存在でなければならない。

　この保育者養成シリーズは、幼児の心の分かる人材（保育者）の育成を強く願って企画されたものである。コミュニケーションのままならぬ幼児に接する保育者は、彼らの心の深層を読み取れる鋭敏さが必要である。本シリーズが、そのことの実現に向かって少しでも貢献できれば幸いである。多くの保育者養成校でテキストとして、保育現場の諸氏にとっては研修と教養の一助として使用されることを願っている。

　本シリーズの執筆者は多方面にわたっているが、それぞれ研究専門領域の立場から最新の研究資料を駆使して執筆している。複数の共同執筆によるため論旨や文体の調整に不都合があることは否めない。多くの方々からのご批判ご叱正を期待している。

　最後に、監修者の意図を快くくんで、本シリーズ刊行に全面的に協力していただいた一藝社・菊池公男社長に深く感謝する次第である。

平成26年3月吉日

　　　　　　　　　　　　　　　　　　監修者　林　　邦雄
　　　　　　　　　　　　　　　　　　　　　　谷田貝公昭

まえがき

　この本は、「子どもの保健Ⅰ」を学ぶために必要な事項を、わかりやすくコンパクトにまとめることを心がけ執筆された。
　子どもの保育に際しては、年齢に応じた身体発育や生理機能・運動機能・精神機能の発達について、単に知識として理解するだけではなく、それぞれの子どもが示す「個人差」にも十分配慮しながら、その知識を、目の前の子どもの理解に具体的に活用できることが望まれる。また、体調の良くない子どもたちを受け入れざるをえない現場の状況や、保育中に体調が悪くなった子どもの保育を考えると、保育現場に働く全ての人が子どもの健康状態の評価や、ぐあいが悪い子どもへの対応を学ぶことは必須のことである。保育園児の多くが該当する乳幼児期は、「子ども時代」を通じて最も感染症やさまざまな疾患に罹患しやすい時期でもある。特に感染症は、病気にかかった子ども一人の問題にとどまらず、他の子どもたちや保育する側の大人の健康にも関わり、日頃から正しい知識を身につけるとともに、予防のための対策を怠らない必要がある。急速に少子高齢化がすすむ我が国において、子ども達の日常生活の安全を社会の中でどのように守るのか、また、これからの少子化対応、とりわけ、母子保健施策のあり方を理解することも重要な課題と言える。
　第1章、第2章では「子どもの保健」総論として、小児保健の意義、子どもの「健康」と小児保健活動について述べ、第3章から第7章では、子どもの発育・発達について、身体発育、生理機能、運動機能、精神機能の発達、発育・発達に影響する栄養に関して解説し、第8章から第11章では、主に健康状態の「異常」について、症状やよく見られる疾患と

対処法、心の健康および子どもを取り巻く生活環境の変化とその影響について述べている。第12章から第15章では、保育の安全や衛生管理、子どもの健康や安全を守る組織的取り組み、母子保健対策と保育について解説している。

　本書の各章を通じて、単に「子どもの保健」を学ぶにとどまらず、ここからさらに、子どもの細かな様子や日常生活について気を配るとともに、子どもたちの日頃のなにげない動作や訴えにも、ときに重大な健康上の問題が隠れていることを忘れず、自らの状態を訴えたり表現することができない子どもたちの健康状態や異常に適切に配慮できる保育者となるべく、学習を進めていただきたい。

　本書が子どもの保健を学ぶ方々のお役に立つことを願うものである。

平成26年3月

編著者　加部 一彦

子どもの保健Ⅰ ● もくじ

監修者のことば …… 2
まえがき …… 4

第1章 小児保健の意義 …… 9
第1節　小児保健の意義
第2節　「子ども」とは
第3節　「小児保健」の役割
第4節　「小児保健」の対象
第5節　子どもの健康と家庭

第2章 子どもの「健康」と小児保健活動 …… 23
第1節　子どもの「健康」とは
第2節　子どもの健康と保育
第3節　健康状態の把握と小児保健活動の目標
第4節　災害と小児保健

第3章 小児の発育と発達 …… 37
第1節　発育と発達
第2節　発育と発達の様子
第3節　発育・発達と保育

第4章 身体発育の「正常」と「異常」 …… 49
第1節　発育期の区分
第2節　胎内での発育
第3節　出生後の発育の正常と異常

第5章 生理機能と運動機能の発達 …… 61
第1節　小児の成長の特徴
第2節　各臓器の機能的な発達
第3節　中枢神経と運動機能の発達

第6章 精神機能の発達……75
- 第1節　発達と発達精神病理の概念化
- 第2節　乳幼児期における発達
- 第3節　前学童期における発達
- 第4節　学童期における発達
- 第5節　思春期・青年期における発達

第7章 子どもの発育・発達と栄養……89
- 第1節　乳児期の栄養と発達
- 第2節　個別対応の必要のある食事
- 第3節　保育と食生活

第8章 健康状態の評価と子どもによく見られる症状……103
- 第1節　子どもの健康と健康状態、病気の捉え方
- 第2節　子どもによく見られる症状

第9章 子どもによく見られる病気の対処と予防……119
- 第1節　ウイルス感染症
- 第2節　発疹性疾患
- 第3節　アレルギー
- 第4節　その他の病気

第10章 子どもの心の健康と課題……133
- 第1節　子どもの心の発達
- 第2節　子どもに現れる心身症
- 第3節　日常に見る子どもの「気になる行動」
- 第4節　発達障害

第11章 子どもを取り巻く生活環境とその影響……147

- 第1節 家庭および地域社会の状況変化
- 第2節 メディアの浸透（情報化社会）
- 第3節 児童虐待・いじめ

第12章 保育の安全対策と危機管理……161

- 第1節 子どもの事故の現状
- 第2節 子どもの事故の特徴
- 第3節 事故防止対策
- 第4節 主な応急処置

第13章 保育の衛生管理……173

- 第1節 施設内外の衛生管理
- 第2節 人の衛生管理
- 第3節 保育所における主な感染症とその対策

第14章 子どもの健康・安全を守る組織的取り組み……187

- 第1節 健康・安全に関する組織的取り組み
- 第2節 家庭との連携に関する組織的取り組み
- 第3節 組織的取り組みに関する評価と改善

第15章 母子保健対策と保育……199

- 第1節 母子保健と子ども
- 第2節 母子保健に関するわが国の現状
- 第3節 母子保健対策

監修者・編著者紹介……211
執筆者紹介……212

第 1 章

小児保健の意義

矢野　正

第1節 小児保健の意義

　小児保健では、子どもの発育と心身の健康、疾患などの健康を阻害するものについて学んでいく。またそれが生涯の健康において重要な意義を持つことを再確認することになる。小児保健の歴史的変遷、社会的背景、小児保健事業の現状を複眼的に学び、現在の小児保健上の課題について考え、それらを踏まえた個人、あるいは集団を対象とした保育活動や家庭、地域への支援の役割や連携について学習する科目である。したがって小児保健とは、小児の健康を保持・増進するために必要な方策、有効な方策を考え、実行していく学問分野と言える。

　子どもの保健には、小児の発達・発育、小児の栄養、よく見られる病気と事故、病気の予防と保健指導、小児の生活、環境と育児、小児の保健行政などが含まれる。小児保健では、小児の生理、身体の働きを理解した後、生活習慣を含む衛生管理、救急処置を含む事故対策、小児疾患に対する処置・予防対策など、子どもの健康で安全な生活を守り育てるための知識を習得しておきたい。

　保育士をはじめとした小児にかかわる職種において、小児の健康を保持し、健康状態の変化を察知することはたいへん重要である。特に、保育においては、乳幼児の生命の保持と情緒の安定というものは、保育所保育指針に見られるように、保育の原点である。言い換えれば、保育所では、保育を担当している職種はいうまでもなく、保育所に関係する全ての人間がそのような認識を持つと同時に、それに向けての実践が適切に行われるようにならねばならない。それは、日常の保育活動の中で培われることになり、個々の乳幼児に応じた保育の展開が原則と言える。

　個々の乳幼児の条件に応じた保育は、それぞれの乳幼児が示すさまざまな欲求を適切に満たすこと、と保育指針に明示されている。適切に欲

求が満たされることは、実は大変に難しいことである。しかし、適切に欲求が満たされたならば、乳幼児の情緒は安定し、身体の諸機能は十分に発揮される。ときには、疾患が治癒したり、病気の予防にも効果があろう。また、事故の発生も防ぐことができる。これは総合的には、健康の保持増進につながることであり、保健活動と言い換えることができる。

　このような保育ができることは、個々の乳幼児の発育・発達状態、生活状態、さらに健康状態が十分に把握されていることが前提になる。その意味から言って、子どもの健康状態の把握は、保育の最も基本的な活動ということができる。

　さて、保育所における保健活動の内容について例示しておきたい。まず、健康状態の把握である健康観察は、何よりも基本的な活動である。健康観察は、登園時、保育中を問わず、いつも行われていなければならない。そして、保育そのものも保健活動と言える。保育は、養護と教育から成り立つが、養護にしても教育にしても、保健活動としての要素を有していることはいうまでもない。特に、食事（授乳）、遊び、休息の健康増進の３つの要素は、全て養護および教育の内容として確立されるべきである。さらに、乳幼児の健康の保持増進に関する養護については、全て保育内容として導入されるべきである。

　例えば、薄着や保育室の換気や温度調節は、日常の保育活動として常に実践されていることである。同時に、事故防止も重要な保健活動として位置づけ、保育環境条件の整備を怠ってはならない。

　もちろん、専門的保健活動は保育現場では必須の業務であり、それには、嘱託医や看護職・栄養士等が担当する。これらの職種が、専門性を発揮し、適切な保健活動を行うことができる背景には、保育を担当し、直接に乳幼児と顔を合わせている人々の力があることも認識しておきたい。保育する人材も、健康診断にいっしょに参加している意識を持ちたいものである。このように、保健分野の人材の配置は、保育現場の保健活動の実践に大きな影響を及ぼす。もちろん、その質的条件も重要な要

素であることはいうまでもない。

第2節 「子ども」とは

　小児は、大人をただ小さくしたものではなく、大人とは異なるさまざまな特徴を有している。子どもの最も大きな特徴の一つは、発育・発達することである。体がしだいに大きく発育（成長）していくと、子どもはいろいろなことができるようになり、精神面・運動面ともに発達する。また、発達に伴って身体が成長していくので、成長と発達は密接な関係がある。そこで、両者を合わせて発育ということもある。小児保健の分野で、比較的よく使用される語句を**図表1**に示す。小児の健康は、小児の基準に基づいて初めて正確に判断することができるものである。

1．保育所保育指針における子どもとその特徴

　保育所保育指針（第2章）によると「子どもは、様々な環境との相互

図表1　小児保健の用語

発育（成長）	身体が形態的に大きくなること
発達	精神面、また運動面で機能的に成熟していくこと
健康	WHOの定義では、身体的、社会的、精神的に完全に良好な状態
早期新生児期	統計上、生後7日未満の乳児
新生児期	出生直後より母体外生活に適応可能となるまでの乳児、統計上は生後28日未満の乳児
乳児期	満1歳に満たない子ども
幼児期	満1歳から、小学校就学に達するまでの子ども
学童期	6歳以降、12歳まで
思春期	第二次性徴発現以降、18歳ころまで
少年	小学校就学の始期から、満18歳に達するまでの子ども
学童	小学生
児童	児童福祉法では、満18歳に満たない者
児童生徒	学校教育法では、児童は小学生、生徒は中学生と高校生を表す

（筆者作成）

作用により発達していく」とあり、「子どもの発達は、子どもがそれまでの体験を基にして、環境に働きかけ、環境との相互作用を通して、豊かな心情、意欲及び態度を身に付け、新たな能力を獲得していく過程である」とされている。

厚生労働省は2013年1月、全国の認可保育所と認可外保育施設で、前年1～12月に計18件の死亡事故があったと発表した。前年と比べて4件増加している。事故の内訳は、うつぶせで寝ている最中に窒息するなど睡眠中の事故が10件と最も多かった。おやつを喉に詰まらせた事故も2事例あった。年齢別では、0歳児が10件で最も多く、いずれも認可外の保育施設で睡眠中に発生している。同省は同日、うつぶせ寝を避けることなど、保育施設に対して安全対策の徹底を指導するよう都道府県に通知した。

まず、1～4歳児の死因のうち、先天奇形、変形および染色体異常を除くと「不慮の事故」が最も多いことを肝に銘じておきたい。2002年のわが国の乳児死亡率はスウェーデンとほぼ同率であるが、不慮の事故による死亡の占める割合はわが国のほうが高くなっている。

わが国の周産期死亡率の特徴は、早期新生児死亡の占める割合が低いことである。乳児期の初期は、まだ、出生前や出生時の影響が残っていることがあったり、心身の未熟性が強いので、乳児の心身の状態に応じた保育が行えるように、きめ細やかな配慮が必要である。乳児は、疾病に対する抵抗力が弱く、かかった場合には容易に重症に陥ることもある。特に、感染症にかかりやすく、さらに心身の未熟に伴う疾病異常の発生も多い。そのために、一人ひとりの発育・発達状態、健康状態の適切な判断に基づく保健的な対応と保育が必要である。また、乳幼児の食物アレルギーの原因食物は、鶏卵が最も多いことにも留意することが必要である。

子どもは養育者との満足できる関係の中で、人を信頼する感覚が生まれ、発達していく。発育・発達の遅れ、不潔な衣服、無表情、他者への

関心が希薄、母子関係が過度に弱いなどは、虐待がある場合に見られることであり、ここでも注意が必要である。

2．子どもの健康とその理解

　子どもの発達を考える際に忘れてはならないのは、運動などの能力の発達だけでなく、精神などの自我の発達という側面である。子どもの保育や教育を考えるときには、まず子ども一人ひとりが現在、どのように遊び、その中で何を学んでいるか、どのようなことを考え、そして何を求めているかを深く知る必要がある。

　子どもを知るには、監視のような見張り役ではなく、「成長」のありようを見るという保育上あるいは教育上不可欠な行為である観察こそが最適である。保育におけるその適切な観察により、子どもの確かな理解がもたらされる。子どもを観察し、理解する場合、観察者の子ども観、遊びや学びの解釈や捉え方しだいで、子どもたちの姿や心のありようも異なって受け止められる。

　また、現代の子どもたちの体格は昔に比べて大きくなってきているが、体力や運動能力は低下してきているといわれている。幼児期に発達させるべき体力要素は、協応動作などを基本とした身体調整能力なのである。

3．他者との関わりと発達

　保育所保育指針には「特に大切なのは、人との関わりであり、愛情豊かで思慮深い大人による保護や世話などを通して、大人と子どもの相互の関わりが十分に行われることが重要である」とある。また「この関係を起点として、次第に他の子どもとの間でも相互に働きかけ、関わりを深め、人への信頼感と自己の主体性を形成していくのである」とされる。

　以上のことを踏まえ、子どもの能力発達や自我発達の特性や発達過程を理解し、発達および生活の連続性に配慮しながら保育を展開する必要がある。その際には、子どもと生活や遊びを共有する中で、一人ひとり

の子どもの心身の状態をしっかりと把握しながら、その発達の援助を行うことが必要になる。

　保育所では、保育者が保護者に代わって乳幼児の「心の安全基地」になることが、保護者と子どもの愛着関係の成立を援助することにつながる。なお、心理的な要因により、心身症状が発現する疾病の総称を「心身症」といい、下痢や嘔吐、気管支喘息などもその症状の範疇に含まれると考えられる。

第3節 「小児保健」の役割

　小児保健の意義と目的は、①小児の健康の定義と健康に影響する要因の理解、②小児保健と保育の関係の理解、③小児の健康と家庭・地域の関連の理解、④小児の健康指標と小児保健水準の把握、にあると言える。
　小児保健の目標は、おおむね以下の5点に集約できる。
1　生命の保持と情緒の安定を図る保育における小児の健康の意味を認識し、保育実践における保健活動の重要性を理解する。
2　今日、発生している小児の心身の健康問題の原因が、養育環境や養育方法にあることを認識し、それらの問題に適切に対処できるようにする。
3　小児の健康状態を、個人生活と保育生活などの集団生活のレベルで理解できる。
4　小児の疾病異常や事故の特徴とその予防について理解し、さらに緊急時の基礎的対応を可能にする。
5　小児の健康は家庭や地域と密接な関係があることを認識し、家庭や地域との連携を通じた保健活動の重要性を理解する。
　これらを小児保健の講義および実習を通して学び、子どもの理解に努める必要がある。そのうえで、子どもの健康な心と身体を育て、自ら健

康で安全な生活をつくり出す力を養うとともに、一人ひとりの子どもが快適に生活できるよう配慮しなければならない。一人ひとりが健康で安全に過ごせるようにすることはもちろん、明るく伸び伸びと行動し、充実感を味わい、同時に自分の体を十分に動かし、進んで運動しようとする子どもに育てることが理想である。

小児保健の内容とその特徴としては、次の7点を挙げることができる。

1　小児の発育・発達の支援
①身体発達の特徴とその評価、②精神運動機能の発達の特徴とその評価、③生理機能と小児の生活、④発育・発達を促す保育の実際。

2　小児の食生活と栄養
①小児の栄養の意義、②小児各時期の食生活の実際。

3　心身の健康増進の意義とその実践
小児各時期の健康づくりの意義と実践。

4　小児の疾病とその予防対策
①小児期の健康状態の評価、②小児の疾病の特徴と小児期に多く見られる疾病、③心身の状態と保育現場で必要な応急処置、④予防接種、⑤養育上の問題と心身の健康、⑥疾病異常と支援体制。

5　事故と安全対策
①小児の事故の特徴、②事故と心身の被害と救急処置、③事故防止対策と安全教育、④事故や災害と精神保健。

6　幼稚園や児童福祉施設における保健対策
①幼稚園や児童福祉施設における保健活動の基本的方針、②各種施設の特徴と健康管理の実際、③保健活動における連携。

7　母子保健対策と保育
①地域・母子保健の意義と母子保健サービスの実際、②母子保健サービスと保育との連携。

第4節 「小児保健」の対象

　小児保健では、乳幼児の健康診断から発育途上の子どもの心理相談まで、子どもの健やかな成長を応援していく。小児保健の対象は、子どもの年月齢により区分すると、①新生児（出生後28日未満）、②乳児（出生後1年未満〈新生児期を含む〉）、③幼児（出生後1年以上小学校就学前）、④学童（主として小学生）である。

1. 小児保健の目標

　子どもが本来持っている発育・発達する能力が十分発揮されるように支援することが、小児保健の目標である。主体は子ども自身であるが、健康に関するさまざまな職種の人々の協力が必要である。個々人の努力とともに、地域や行政組織の人々の努力が大切であり、また、それらを支える母子保健や児童福祉施策が必要である。

　子どもの健康を維持増進させることは大切であるが、子ども一人ひとりについてだけでなく、社会全体の人々の健康についても考慮する必要がある。例えば、細菌感染症の治療に抗生物質が使用されて患者の感染症は治っても、多用すると耐性菌の出現が心配されよう。また、遺伝病のある一部の患者は、医療の進歩、治療乳などにより普通の生活を送れるようになったが、一方で、病的遺伝子が人類の中に増えていることも周知の事実である。

2. 時代や地域により異なる小児保健の目標

　昔の日本や現在の発展途上国では、栄養不良に伴って発育不良となり、免疫の抵抗力が低下して、消化不良症や肺炎、結核などの感染症にかかる子どもへの対策が、小児保健の重要な課題であったが、現在の日本や

先進国では、さまざまな環境の変化への対策が課題となっている。例えば、女性の高学歴化や職場進出に伴って、育児休業制度や保育体制の整備、育児不安を相談できる場の確保、正しい情報提供などが課題となっている。また、少子化に伴って人間関係の希薄化が懸念されるため、子どもたちが自由に楽しく安全に遊べる場の確保が必要である。さらに、長期生存が可能となった慢性疾患のある子どもへの対応、QOL（生命・生活の質）の向上が、小児保健の重要な課題である。

3．母子保健法と乳幼児期

　母子保健とは、母性と小児の健康上の問題に対処して、そのQOLの向上を図ることが目的であり、公的な母子保健活動の基幹となるものは母子保健法である。

　新生児とは、母子保健法では、出生後28日未満の乳児と定められており、特別な保護を必要とする。市町村は、乳児や幼児の保護者を対象にして、医師や保健師による育児に関する保健指導を受けるように勧めている。乳幼児期における基本的生活習慣の獲得のためには、毎日の生活において達成感を積み重ねていくことが大切である。

　ここで、0歳児での事故の発生場所は居室が最も多いことに留意する必要があろう。事故の原因は、異物の誤飲が最も多く、特にタバコの誤飲が多い。さらに、1歳児になると歩行が可能となり、行動範囲が広がるために、すべての場所で転倒や転落の危険が高くなる。浴室での溺水にも注意が必要である。2〜3歳児になるとさらに活発になるので、ベランダやテラスに踏み台になるようなものは置かないように注意する必要がある。

4．健康診査と発達段階

　乳児の健康診査では異常を発見するだけでなく、育児支援として経過観察を行いつつ、育児不安が起こらないようにサポートしたり、親に助

言したり、親どうしの交流の機会を設けたりすることもある。

　1歳6か月児の健康診査では、幼児初期の身体発育、歩行などの運動発達、言語などの精神発達をチェックし、必要な場合に適切な措置を講じる。また3歳児健康診査は、身体発育、精神運動機能発達の評価、疾病異常の早期発見はいうまでもなく、視聴覚検査も行う。なお、細かい手先の運動発達として、ハサミで紙を切ったり、円を描けるようになるのは3〜4歳になってからである。

　遊びは、子どもの身体的発育や運動機能の発達を促すとともに、情緒的発達や社会性の発達も促進する。遊びは、「してもらう遊び」から「する遊び」へ、一人遊びから集団遊びへと順次変化していく。2歳くらいになると、同年齢の子どもたちと同じ場所で遊ぶ「平行遊び」が見られるようになる。

　幼児期には、さまざまな面で急速に発達を遂げるので、この時期に養うべき体力の要素は、運動の調整能力である。その体力は、身体的要素と精神的要素に分けられる。子どものための玩具には、日本玩具協会による安全基準を満たしたSTマークや、製品安全協会の安全性認定基準に合格したSGマークの付いた安全な玩具を選ぶことが望ましい。

　思春期の発来は個人差が大きい。思春期の男女を対象として、医学的問題、性に関する悩みや不安について、専門的知識を持った人材が相談に応ずる「健全母性育成事業」が実施されている。わが国の子どもたちの健康増進に関する重要な取り組みをまとめた「健やか親子21」においても、「思春期の保健対策の強化と健康教育の推進」が主要課題として挙げられている。また、思春期女性のやせの割合が増加しており、思春期以降の適正体重の維持が重要な課題となっている。

第5節 子どもの健康と家庭

　保育所や幼稚園等は、入所・入園時のみではなく登園時や連絡帳などを利用して、家庭からの情報日頃から得るように心がけたい。また、保育所や幼稚園等から家庭に対しては、季節に応じた献立、感染症の発生状況、その予防対策などの情報を適宜伝えるようにしなくてはならない。保育所保育指針（第5章1(2)）には健康診断に関して、「嘱託医等により定期的に健康診断を行い、その結果を記録し、保育に活用するとともに、保護者に連絡し、保護者が子どもの状態を理解し、日常生活に活用できるようにすること」とされている。

　特に保育所においては、保護者の了解を得た後、健診などの母子保健サービス内容が記載されている母子健康手帳を利用するとよい。さらに、保育所や幼稚園等では、災害などの発生に備え、日頃から保護者、近隣の住民、自治体、保健所、医療機関、警察、消防などと、密接な協力や支援に関わる連携体制を整備しておくようにしなければならない。

　わが国では少子化が進み、自分が出産するまで子どもの世話をしたことがないという母親が多く見られるようになってきており、保育者による子育て支援が期待されている。子育て相談の実施や、子育て情報・子育て家庭の交流機会の提供は、保育所や幼稚園等に期待される役割でもある。

　「健やか親子21」は、21世紀の母子保健の主要な取り組みを提示しているビジョンである（第15章200ページ参照）。同時に、安心して子どもを産み、ゆとりをもって健やかに育てるための家庭や地域の環境づくりという少子化対策としての意義を持っている。また前世紀中に達成された母子保健の水準を低下させない等の4つの基本的視点を踏まえて、さらに取り組むべき4つの課題が設定してある。ぜひ、これらを参考にし

ていただきたい。

　最後に、子どもの健やかな成長や安定した生活は、家庭と地域がそれぞれの機能を発揮することによって支えられている。父親が育児に参加することで、母親の育児不安が低下し、父親自身も父親としての自覚が高まり、人間として成熟していくと言われている。NHKでは「おとうさんといっしょ」の放映が始まっている。それに加えて、保育所と幼稚園は、管轄する省や依拠する法に違いはあるが、共に生涯にわたる人間形成の基礎を身につける場であると言える。

　地域全体で子育てをしていた、かつての「子宝」と子どもを呼んだ意味を、日本の社会全体で再度確認していく必要があろう。

　保育における保健活動は、乳幼児の病気の時の問題の解決を図ることだけではない。人生のスタートの時期の健康は、その一生の健康を支配し、生活をも支配してしまう。それゆえ、病気への対応と同時に、健康増進に向けた活動を展開して、乳幼児のQOL（生活の質）の向上を図ることは、我々に課せられた重大なテーマである。

　特に、疾病指向型から健康指向型に小児保健活動全般がシフトしている現代において、子どもの適切な生活を支援するという我々の役割は非常に大きな意義を持っていることを、ここで再度認識しておきたい。

【引用・参考文献】

　上田礼子・光岡攝子・小山睦美『小児保健学――生涯発達の視点にたって』
　　福村出版、1994年
　小川圭子・矢野正編著『保育実践にいかす障がい児の理解と支援』嵯峨野
　　書院、2014年
　竹内義博・大矢紀昭編『よくわかる子どもの保健』ミネルヴァ書房、2012
　　年

田中哲郎『教員に必要な子どもの健康知識』東山書房、2002 年

林邦夫・谷田貝公昭監修、青木豊編著『障害児保育』（保育者養成シリーズ）一藝社、2012 年

林邦夫・谷田貝公昭監修、林俊郎編著『子どもの食と栄養』（保育者養成シリーズ）一藝社、2013 年

三村寛一・安部恵子編著『保育と健康』嵯峨野書院、2009 年

渡辺博編著『子どもの保健〔改訂第 2 版〕』中山書店、2012 年

第 2 章

子どもの「健康」と小児保健活動

永井　純子

第1節 子どもの「健康」とは

1．健康の定義

(1) WHOの定義（ニューヨーク健康憲章）

1946年、WHO（世界保健機関）国際会議で、「健康とは、身体的、精神的、そして社会的に完全に良好な状態であって、単に疾患がないとか虚弱でないということではない」と定義された。

このWHO憲章では、健康は万人の基本的権利であり、社会全体で取り組んでいくことの必要性がうたわれた。その後、次のように下線部の追加が検討されたが、見直し継続となっている（"Health is a dynamic state of complete physical, mental, spiritual, and social well-being and not merely the absence of disease or infirmity"）。

(2) プライマリ・ヘルス・ケア（アルマ・アタ宣言）

1978年、ソ連のアルマ・アタ市で開かれた国際会議で、プライマリ・ヘルス・ケアに関するアルマ・アタ宣言が採択された。この会議では、高度医療に重点を置くのではなく、疾病の予防を含めた第一段階の医療を充実させることを重視した「第一次予防」の考え方が、健康の基本理

図表1　疾病予防の段階

段　階	目　　的	対　策
第一次予防	発症前に疾病の発生原因を取り除き、疾病の発症を未然に防止する。	健康増進（健康教育等） 特異的予防（予防接種等）
第二次予防	疾病の発症を早期に発見、早期に治療し、疾病の重症化を予防する。	早期発見（集団検診） 早期治療（治療処置等）
第三次予防	機能の維持回復を図り、社会復帰を支援し、再発を予防する。	能力低下防止（機能回復訓練等） リハビリテーション（社会復帰）

出典：[田中ほか、2010] pp.4-6を基に作成

念として合意された（図表1）。

(3) ヘルス・プロモーションの概念（オタワ憲章）

1986年、カナダのオタワでWHO第1回ヘルス・プロモーション国際会議が開催され、「ヘルス・プロモーションとは、人々が自らの健康とその決定要因をコントロールし、改善することができるようにするプロセスである」(Health promotion is the process of enabling to increase control over, and to improve, their health) と定義された。これを契機に「ヘルス・プロモーション」が世界的な運動になる。

健康は抽象的な状態としてではなく、人の潜在能力を最大限に生かすことであり、環境の挑戦に対して積極的に反応していく能力である。それゆえ、健康は生きる目的であるだけでなく、毎日の生活の資源である。

健康は、身体的能力であると同時に社会的個人的資源である［島内，1995］。

(4) ラロンドの健康成立4要因

カナダのラロンド（Marc Lalonde, 1929～）によれば、人の健康は①遺伝・性・年齢などの生物学的な資質、②人を取り巻く環境、③保健医療システム、④人の生活行動（ライフスタイル）、の4つの要因によって成り立つ。また、生活習慣病が最大の健康問題となった現代社会では、健康問題の原因（危険因子）の大部分は生活行動にあることを指摘した。

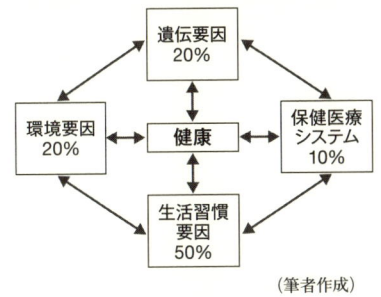

図表2　ラロンドの健康成立要因

（筆者作成）

図表3　ブレスローの7つの健康習慣

1	通常7～8時間寝る
2	毎日朝食を食べる
3	間食はしない
4	適正体重を維持する
5	定期的に運動する
6	多量飲酒しない
7	喫煙はしない

出典：［Belloc & Breslow, 1972］pp.409-421を基に作成

各要因の寄与割合は、生活行動50％、遺伝20％、環境20％、保健医療システム10％と推計されている（図表2）。

(5) ブレスローの7つの健康習慣

1972年、カリフォルニア大学のブレスロー博士（Lester Breslow, 1915～2012）は、成人男子3518名、成人女子3770名、計7288名を対象に生活行動と健康状態との関係を9.5年間追跡調査し、7つの健康習慣を実践しているグループほど死亡率が低いことを報告した（図表3）。

2．子どもの健康の保持増進

(1) 生理的早産

スイスの動物学者ポルトマン（Adolf Portmann, 1897～1982）によれば、人間の赤ちゃんは、他の動物に比べれば超未熟児の状態で生まれてくる。生命維持に必要な最低限の能力で誕生し、養育者の保護と手厚い育児行動がなければ生きていくことができないという［ポルトマン、1994］。

(2) 母子保健法と児童福祉法の規定

生まれてきた子どもは、健康に育てなければならない。1965年に制定された「母子保健法」では、乳幼児の健康の保持増進およびその責務について次のように示されている。

母子保健法
（乳幼児の健康の保持増進）
第3条　乳児及び幼児は、心身ともに健全な人として成長してゆくために、その健康が保持され、かつ、増進されなければならない。
（母性及び保護者の努力）
第4条　母性は、みずからすすんで、妊娠、出産又は育児についての正しい理解を深め、その健康の保持及び増進に努めなければならない。
2　乳児又は幼児の保護者は、みずからすすんで、育児についての正しい理解を深め、乳児又は幼児の健康の保持及び増進に努めなければならな

い。
（国及び地方公共団体の責務）
第5条　国及び地方公共団体は、母性並びに乳児及び幼児の健康の保持及び増進に努めなければならない。
2　国及び地方公共団体は、母性並びに乳児及び幼児の健康の保持及び増進に関する施策を講ずるに当たつては、その施策を通じて、前三条に規定する母子保健の理念が具現されるように配慮しなければならない。

　また、1947年に制定された「児童福祉法」でも、子どもの健康を守ることは親だけでなく、すべての大人の責任であり、義務であることが明記されている。

児童福祉法
第1条　すべて国民は、児童が心身ともに健やかに生まれ、且つ、育成されるよう努めなければならない。
2　すべて児童は、ひとしくその生活を保障され、愛護されなければならない。
第2条　国及び地方公共団体は、児童の保護者とともに、児童を心身ともに健やかに育成する責任を負う。

第2節　子どもの健康と保育

1．保育所の役割と保育のねらい

(1) 保育所の役割

　保育所は、児童福祉法第39条の規定に基づき、保育に欠ける子どもの保育を行い、その健全な心身の発達を図ることを目的とし、0歳から6歳までの子どもを対象とし、養護と教育を一体的に行うことを特性としている。保育所保育指針（第1章　総則）には次のように定められている。

> 2　保育所の役割
> （1）保育所は、児童福祉法（昭和22年法律第164号）第39条の規定に基づき、保育に欠ける子どもの保育を行い、<u>その健全な心身の発達を図ることを目的とする</u>児童福祉施設であり、入所する子どもの最善の利益を考慮し、その福祉を積極的に増進することに最もふさわしい生活の場でなければならない。
> （2）保育所は、その目的を達成するために、保育に関する専門性を有する職員が、家庭との緊密な連携の下に、子どもの状況や発達過程を踏まえ、保育所における環境を通して、<u>養護及び教育を一体的に行うこと</u>を特性としている。
>
> （傍線筆者）

（2）養護に関わるねらい

　養護とは、子どもの健康を保護し、その成長を助けること、「生命の保持」および「情緒の安定」を図ることであり、保育所保育指針（第3章）には、以下のように記されている。

「生命の保持」のねらい
① 一人一人の子どもが、快適に生活できるようにする。
② 一人一人の子どもが、健康で安全に過ごせるようにする。
③ 一人一人の子どもの生理的欲求が、十分に満たされるようにする。
④ 一人一人の子どもの健康増進が、積極的に図られるようにする。
「情緒の安定」のねらい
① 一人一人の子どもが、安定感を持って過ごせるようにする。
② 一人一人の子どもが、自分の気持ちを安心して表すことができるようにする。
③ 一人一人の子どもが、周囲から主体として受け止められ、主体として育ち、自分を肯定する気持ちが育まれていくようにする。
④ 一人一人の子どもの心身の疲れが癒されるようにする。

　教育（education）とは、ラテン語でeducere（抽き出す）、educare（育て上げる）を語源としている。すなわち、教育は人間本来が内に有している潜在能力を抽き出し、育て上げることを意味し、保育士には**図表4**

図表4　保育者に求められる専門的知識・技術

1	子どもの成長・発達を援助する技術
2	子ども自らが生活していく力を助ける生活援助の知識・技術
3	保育の環境を構成していく技術
4	子どもの遊びを豊かに展開していくための知識・技術
5	子どもの人間関係を援助していく関係構築の知識・技術
6	保護者等への相談・助言に関する知識・技術

出典：[厚生労働省、2008] p13 を基に作成

のような専門的知識・技術が求められている。

また、幼稚園における教育については、学校教育法に、健康・安全で幸福な生活のために必要な基本的な習慣を養い、身体諸機能の調和的発達を図ることと明記されている。

学校教育法

第22条　幼稚園は、義務教育及びその後の教育の基礎を培うものとして、幼児を保育し、幼児の健やかな成長のために適当な環境を与えて、その心身の発達を助長することを目的とする。

第23条　幼稚園における教育は、前条に規定する目的を実現するため、次に掲げる目標を達成するよう行われるものとする。

(1)　健康、安全で幸福な生活のために必要な基本的な習慣を養い、身体諸機能の調和的発達を図ること。

（以下略）

2．健康に影響する因子（健康指標）

(1) 健康に影響を与える因子

子どもの健康は、小児自身の要因、生活する環境の要因、養育者の条件などによって影響を受ける［改訂・保育士養成講座編纂委員会、2006］。

①遺伝要因：遺伝、体質、素質など本人が持って生まれた体質や素質
②環境要因：子どもを取り巻く自然環境及び社会環境など
③養育要因：保育者の所得、知識・技量、健康状態等

(2) 健康阻害因子（Risk Factor）

　私たち人間は、外部環境（気温・湿度など）が変化しても、内部環境（体温・血流量・血液成分など）はある一定の範囲に保つようにする機能がある。これは生体の恒常性の維持機構（Homeostasis）と呼ばれている。この恒常性が崩れたときに健康障害が発生する。その恒常性を崩す作用をするものには次のようなものがある。

- ウィルス・細菌等病原体の感染、栄養素（生物学的要因）
- 温度の変化、放射線曝露、圧・空間（物理学的要因）
- 毒物、薬剤、化学物質（化学的要因）
- 保育者の育児態度（心理的要因）

図表5　主な健康指標とその算出方法

○出生率・死亡率・婚姻率・離婚率＝年間の件数÷人口×1,000
○死産率・自然死産率・人工死産率＝死産（自然・人工）数÷出産（出生＋死産）数×1,000
　　※死産とは、妊娠満12週以後の死児の出産をいう。
○妊娠満22週以後の死産率＝妊娠満22週以後の死産数÷出産（出生＋妊娠満22週以後の死産）数×1,000
○乳児死亡率・新生児死亡率・早期新生児死亡率＝乳児・新生児・早期新生児死亡数÷出生数×1,000
　　※乳児死亡とは、生後1年未満の死亡、新生児死亡とは生後4週（28日）未満の死亡、早期新生児死亡とは生後1週（7日）未満の死亡をいう。
○周産期死亡率＝（妊娠満22週以後の死産数＋早期新生児死亡数）÷出産（出生＋妊娠満22週以後の死産）数×1,000
○老年人口指数＝老年人口（65歳以上）÷生産年齢人口（15～64歳）×100
　　※老年人口指数とは老年人口の生産年齢人口に対する比率。
○自然増減率＝自然増減数（出生数－死亡数）÷人口×1,000
○合計特殊出生率＝〔母の年齢別出生数÷年齢別女性人口〕（15歳から49歳までの合計）
　　※15歳から49歳までの女性の年齢別出生率を合計したもので、1人の女性が仮にその年次の年齢別出生率で一生の間に生むとしたときの子ども数に相当する。
○死因別死亡率＝死因別死亡数÷人口×100,000
○年齢調整死亡率＝｛〔観察集団の各年齢階級の死亡率〕×〔基準となる人口集団のその年齢階級の人口〕｝の各年齢階級の総和÷基準となる人口集団の総和（昭和60年モデル人口）

出典：厚生労働省ホームページ「厚生統計に用いる主な比率及び用語の解説」を基に作成

・経済状況、行政サービス（社会的要因）

3．健康指標

　健康指標には、個人レベルと集団レベルの指標がある。個人レベルの指標には、個人の罹病傾向、身体計測値、発育発達指数などが、集団レベルの指標には、死亡率や各種疾患の罹患率など国や地域における統計がある。加えて、精神的あるいは社会文化的な生活の質（Quality of life）や健康余命、保健に関連する行動・生活習慣の指標、さらに社会学的経済学的状態を表す指標や健康的公共政策の指標が含まれることもある。集団レベルにおける主な健康指標と算出方法を掲げておく（図表5）。

第3節　健康状態の把握と小児保健活動の目標

1．乳幼児の健康状態の把握

　最終月経の初日から280日、40週が正常妊娠期間であり、37週未満の出生児を早産児、40〜42週が正常産、42週以上は過期産という。
　正常産児の体重は3kg前後である。出生体重が2500g未満の乳児を低出生体重児、4kg以上の乳児を巨大児という。
　保育者は、一人ひとりの子どもが快適に、そして健康で安全に過ごせ

図表6　幼児の健康状態の把握

A．健康チェック	B．病気チェック
1．食欲がない	1．発熱の有無
2．機嫌が悪い	2．吐き気の有無（吐物の確認）
3．元気がない	3．下痢の有無（内容物の確認）
4．表情が乏しい	4．痛みの有無と部位の確認
	5．咳の有無とその特徴

出典：［民秋・穐丸、2009］pp.18-19 を基に作成

るようにするために、子どもの発達状態と心身の健康状態を把握できる観察力が求められる（図表6）。

2．新生児・乳児の死亡率

わが国の乳児死亡率（出生千対）を諸外国と比較すると、1960年代初期までの乳児死亡率は諸外国と比べて高かったが、その後は低下し、現在は世界でも有数の低率国になっている（図表7）。

死因別に子どもの死亡原因を見ると、0歳では「先天奇形、変形及び染色体異常」が最も多いが、1～14歳では「不慮の事故」が死因の第1位となっており、予防による死亡率減少の可能性が示唆される（図表8）。

3．「健やか親子21」が目指すもの

「健やか親子21」は、21世紀の母子保健の主要な取り組みを提示するビジョンであり、関係者、関係機関・団体が一体となって推進する国民

図表7　乳児死亡率の国際比較（各国最新年の数値）

国	年	乳児死亡率
日本	2011	2.3
アメリカ	2009	6.4
シンガポール	2010	2.6
フランス	2010	3.5
ドイツ	2011	3.5
イタリア	2010	3.4
オランダ	2010	3.8
スウェーデン	2011	2.1
イギリス	2010	4.3

出典：UN, *Demographic Yearbook*

図表8　子どもの死亡原因

	0歳	1～4歳	5～9歳	10～14歳
1位	先天奇形等	不慮の事故	不慮の事故	不慮の事故
2位	呼吸障害等	先天奇形等	悪性新生物	悪性新生物
3位	不慮の事故	悪性新生物	その他の新生物	自殺
4位	乳幼児突然死症候群	肺炎	先天奇形等	心疾患
5位	出血性障害	肺炎	心疾患	先天奇形等

出典：厚生労働省「平成23年人口動態統計月報年計（概数）の概況」2012年6月

運動計画と位置づけられている。同時に、安心して子どもを産み、ゆとりを持って健やかに育てるための家庭や地域の環境づくりという少子化対策としての意義と、少子・高齢社会において国民が健康で元気に生活できる社会の実現を図るための国民健康づくり運動「健康日本21」の一翼を担うという意義を有している。

　計画当初は2010年までの10年間として開始されたが、都道府県・市町村の次世代育成行動計画と連携して2014年まで4年間延長された（第15章200ページ参照）。

4．母子保健関連施策

　わが国では、母子保健法の①保健指導（第10条）、②健康診査（第12条・

図表9　母子保健関連施策の体系

	妊娠	出産	乳児	幼児
保健事業	妊娠の届出／母子健康手帳交付		低出生体重児の届出	
	妊婦健診		新生児訪問事業／乳児家庭全戸訪問事業（こんにちは赤ちゃん事業）	1歳6カ月児健診／3歳児健診
	母親学級・両親学級／保健師・助産師等による訪問指導			
			予防接種	
	食育等推進事業			
			未熟児の養育指導　慢性疾患児の療育指導	
			子どもの事故予防強化事業	
医療対策	不妊に悩む方への特定治療支援事業			
	（周産期医療ネットワーク）	妊産婦・乳幼児に対する高度な医療の提供（小児救急医療体制整備）		
			未熟児養育医療	
			小児慢性特定疾患	
			子どもの心の診療ネットワーク事業	
	研究事業			
	健やか親子21の推進			

出典：厚生労働省雇用均等・児童家庭局母子保健課（2011年11月）

第13条)、③妊娠の届出（第15条）、④母子健康手帳（第16条）、⑤低出生体重児の届出（第18条）、⑥養育医療（第20条）に基づき、**図表9**に掲げた施策が実施されている。

第4節 災害と小児保健

　文部科学省は、今回の大震災で明らかになった教訓を踏まえ、地震・津波が発生した場合の具体的な対応について参考となるような共通的な留意事項をとりまとめた「学校防災マニュアル（地震・津波災害）作成の手引き」を作成した。

　各学校においては児童生徒等の安全の確保を図るため、危険等発生時に職員が講じるべき措置の内容や手順を定めた危機管理マニュアル（危険等発生時対処要領）を作成することとされており、その参考となる手引きを作成したものである（**図表10**）。

　学校保健安全法第29条に規定されている「危険等発生時対処要領」は、地震・津波災害を想定した事前の危機管理、発生時の危機管理、事後の

学校保健安全法
（危険等発生時対処要領の作成等）

第29条　学校においては、児童生徒等の安全の確保を図るため、当該学校の実情に応じて、危険等発生時において当該学校の職員がとるべき措置の具体的内容及び手順を定めた対処要領（次項において「危険等発生時対処要領」という。）を作成するものとする。

2　校長は、危険等発生時対処要領の職員に対する周知、訓練の実施その他の危険等発生時において職員が適切に対処するために必要な措置を講ずるものとする。

危機管理の内容を示すものである。

　地震が発生したとき、被害を最小限に抑えるには、一人ひとりが慌てずに適切な行動をすることが極めて重要である。そのためには、地震に

図表10　学校防災マニュアルの事例

「落ちてこない・倒れてこない・移動してこない」場所を見つけ出して身を寄せる
(3-2 ⑤初期対応)

地震による揺れを感じたり緊急地震速報の報知音が聞こえたら、直ちに「落ちてこない・倒れてこない・移動してこない」場所を判断し、そこに身を寄せる。
- 教室などの机のある場所では、机の下に隠れる。
- 机がない場所では、椅子などの落下物を防げるものの下に隠れる。
- 隠れるものが何もない場所では、上から物が落ちてこない、横から物が倒れてこない・移動してこない場所に移動し、低い姿勢で、カバンなどで頭を覆う。
- ブロック塀や屋根瓦、自動販売機、ガラス、外壁、電線等の落下物や転倒物、液状化や隆起するマンホールなどにも注意が必要。

安否確認の内容（例）

□児童生徒等及び家族の安否・けがの有無
□被災状況　　・児童生徒等の様子　・困っていることや不足している物資
□居場所（避難先）
□今後の連絡先・連絡方法

引き渡しのルール（例）

　震度5弱以上：保護者が引き取りに来るまで学校に待機させる。この場合、時間がかかっても保護者が引き取りに来るまでは、児童生徒等を学校で保護しておく。
　震度4以下：原則として下校させる。交通機関に混乱が生じて、保護者が帰宅困難になることが予想される場合、事前に保護者からの届がある児童生徒等については学校で待機させ、保護者の引き取りを待つ。

　　幼稚園の特性に応じた防災マニュアル作成時の留意点（第4章1-1）

事前の危機管理【備える】
□引き渡しに向けた体制整備
- 保護者が引き取りに来られない場合の代理者を登録し、それ以外には引き渡さないことを保護者と確認しておく。
- 保護者が引き渡しカードを持参できない場合を想定し、在籍者名簿等と照合の上、引き取り者のサイン等で引き渡す手立ても考え、教職員間で共通理解を図る。
- 担任が引き渡せない場合を想定し、引き渡し者を確認できる名簿等の保管場所・方法を共通理解しておく。（通園バス乗車中、園外保育時も同様）

□配慮を要する幼児への対応
- 配慮を要する幼児の特徴や個別の配慮事項について、全教職員で共通理解を図る。
- 災害時の引き渡し方法等について、個別に保護者と確認する。

出典：[文部科学省、2012]

ついて関心を持ち、いざという時に落ちついて行動できるよう、日頃から地震の際の正しい心構えを身につけておくことが大切である［総務省消防庁「消防庁防災マニュアル－震災対策啓発資料－」］。

【引用・参考文献】

改訂・保育士養成講座編纂委員会編『小児保健』（改訂・保育士養成講座）全国社会福祉協議会、2006年

厚生労働省『保育所保育指針解説書』フレーベル館、2008年

島内憲夫訳『ヘルスプロモーション――WHO：オタワ憲章』（21世紀の健康戦略）垣内出版、1995年

田中平三・徳留信寛・辻一郎・吉池信男編『社会・環境と健康〔改定第3版〕』（健康・栄養科学シリーズ）南江堂、2010年

民秋言・穐丸武臣編著『保育内容 健康』（新保育ライブラリ 保育の内容・方法を知る）北大路書房、2009年

A・ポルトマン（高木正孝訳）『人間はどこまで動物か』岩波新書、1994年

文部科学省「学校防災マニュアル（地震・津波災害）作成の手引き」2012年3月

N. B. Belloc & L. Breslow, "Relationship of physical health status and health practices", *Prev Med*. 1 (3) , 1972, pp409-421

第3章

小児の発育と発達

堀　純子

第1節 発育と発達

1．発育と発達の定義

「発育」とは、形態的に大きくなることをいう。身長や体重など、計測できるものは発育である。

「発達」とは、機能的に進んでいくことをいう。運動機能や精神機能など、できるようになることや複雑になることは発達である。

2．発育と発達の基礎

(1) 大人と子どもの違い

成人は、上肢・下肢ともにまっすぐ下方に伸びている。一方、新生児の四肢は伸びず、その姿勢をアルファベットで表すと、上肢がW、下肢がMに近い形をしている。また、頭部と身長を比較してみると、日本人の場合、成人は約6～8頭身であるが、新生児は約3～4頭身ほどである。このように、形態的に見ても、また機能的な未熟さから見ても、「子どもは大人の縮小（ミニチュア）ではない」と言われる。

子どもは発育と発達の途上であり、常に変化が見られることが大人と異なる点である。子どもと大人の違いを認識することは、発育と発達を考えるうえでも大切である。

(2) スキャモンの発育曲線

「スキャモンの発育曲線」は、体の組織・器官を4つの型に分類し、「誕生から成熟までの発育量を100％とした割合」を示している。組織・器官によって体の発育の様子はかなり異なることが分かり、「発育と発達の原則」を考えるうえでも重要である。保育者としては特に「神経型」

図表１　スキャモンの発育曲線

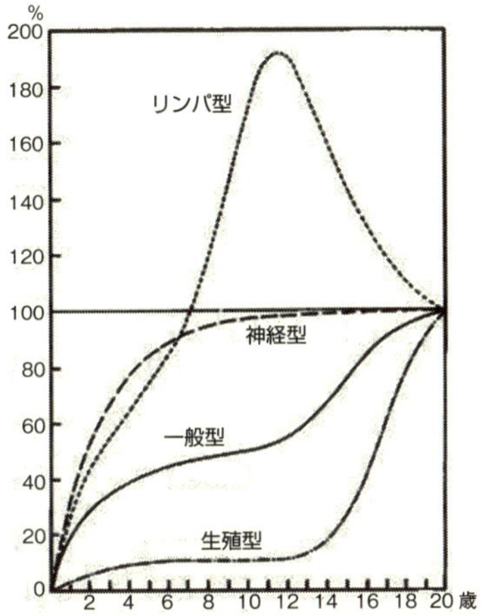

出典：［Scammon, 1930］を基に作成。

型	組織、器官など	特　徴
一般型	頭径を除く、全身の外形計測値（身長、体重など）、筋、骨、血液量、臓器など	①乳時期～幼児期前半にかけて、②思春期、の２回の急進期（スパート）がある。
神経型	頭径、脳、脊髄、視覚器	乳児期～幼児期にかけて急速に進み、脳重量は４歳で成人の約80%にもなる。
生殖型	精巣、卵巣、子宮、前立腺など	思春期まではほとんど進まず、思春期以降に急速に進む。
リンパ型	リンパ節、間質性リンパ組織、胸腺	学童期後半～思春期にかけて、一時的に成人を上回る。

が乳幼児期に80～90%にも発育することに注目したい（**図表１**）。

(3) 発育と発達の原則

発育と発達には、以下のような原則が見られる。

①順序や方向性がある

遺伝的にプログラムされた順序に従って進んでいく。時期や様子に違いはあっても、基本的には同じ順序である。また、①頭部→尾部、②中心→末端、という２つの方向性がある（第５章「運動機能の発達」参照）。

②連続しているが一直線に進むわけではない

スキャモンの発育曲線からも分かるように、身体の組織や器官の発育の速度は一定ではなく、速い時と遅い時がある。しかし、病気やけが等の理由がない限り、発育が中断したり後退したりすることはなく、連続して進んでいる。速度や時期については個人差が大きいことにも留意したい。

③「臨界期（感受性期）」がある

発育・発達が盛んな時期、すなわち感受性の高い時期（感受性期）に適切な働きかけがあれば、容易に習得できたり著しい成長が見られたりする。一方、発育・発達が盛んな時期を逃してしまう、すなわち「臨界期」を過ぎてしまうと、同じように働きかけをしても、成長が伸び悩んだり、習得が困難になったりすることがある。

乳幼児期は「神経系」の発達が著しい時期なので、自然の中で五感を使ったり、「上手さ、巧みさ」に関係するような動き、例えば手先を使ったり、体を操作したりするようなことを積極的に経験したい。

④「母子相互作用」の影響がある

母と子がお互いに影響し合って愛着形成が行われることは、発育・発達にも影響することがある。発育・発達に遅れが出るなどの問題の背景には、乳児期の母子相互作用がうまく働いていなかったケースもある。

第2節 発育と発達の様子

1．胎芽・胎児の発育と発達

精子と卵子が受精してできた受精卵が子宮に着床すると、妊娠が成立する。妊娠週数は、最終月経開始日を0週0日としてカウントし始めるため、受精は排卵日あたりである妊娠2週頃となる。受精後8週間（妊娠10週）を胎芽期といい、受精後9週（妊娠11週）以降を胎児期という。

図表2　胎児発育曲線

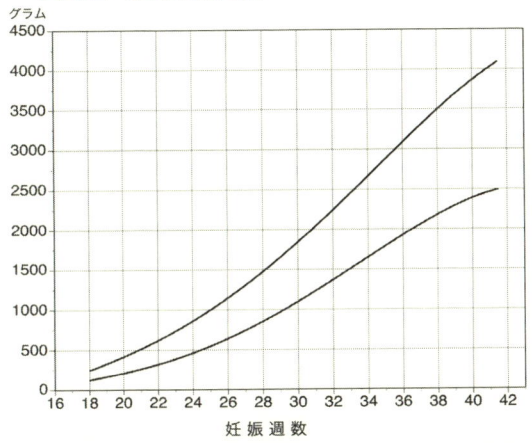

（注）正常な体重で生まれる児の約95.4％はこの上下2本の曲線の間に入る。
出典：厚生労働省『「推定胎児体重と胎児発育曲線」保健指導マニュアル』2012年

（1）体重・身長

　2012年度の改正により、母子健康手帳の省令様式の「妊娠の経過」に超音波検査結果を記入できる欄が設けられた。また、任意様式に「胎児発育曲線」が掲載されるようになった（**図表2**）。よって、胎児の発育について、胎児推定体重を胎児発育曲線上にプロットして活用できる。

　胎児の体重は一日当たり妊娠14～15週で約5ｇ、妊娠20週で約10ｇ、妊娠32～34週で約30～35ｇ増加し、その後の増加率は妊娠週数とともに減少するのが正常であるとされている。以前は、産院で妊婦の体重管理が厳しく行われていたし、「小さく産んで大きく育てる」ことが推奨されるような風潮もあった。しかし現在は、胎児が低栄養状態で、出生後、過剰な栄養摂取であると、将来メタボリックシンドロームになりやすいともいわれており、妊娠中の体重増加と栄養についても見直されている。

　身長については、妊娠7週頃の胎芽期では2～3cmほどであるが、妊娠15週の妊娠初期の終わり頃には約18cmとなり、妊娠19週頃からの妊娠中期以降は4週ごとに約5cmずつ大きくなる。

(2) 胎芽期の発育への影響

 胎芽期は、中枢神経、心臓、耳、眼、骨などの組織や器官の形成時期であり、この時期に母体がウイルス感染や薬物、放射線などの影響を受けると奇形が起こりやすい。先天性風疹症候群を予防するために、妊娠前の女性や妊婦の家族を中心に、風疹の予防接種が推奨されている。

(3) 胎児期の発育への影響

 妊娠14週頃には胎盤が作られ、フィルターの役割をして胎児を守るが、タバコやアルコールなど、胎盤を通過して胎児の発育に悪影響を及ぼすものも多い。

 妊娠16〜19週頃には手足の運動が活発になって、その動きは胎動として母親に認識されるようになる。聴覚は、妊娠25〜27週頃に母親の心拍音、声や音楽などの音が聞こえているといわれ、視覚は、28週頃から見えるといわれている。よって、胎児は、身体面のみならず精神面でも母親からの影響を受ける。

2. 新生児の発育と発達

 新生児とは、出生後4週(28日)までをいう。新生児期は、昼夜なく一日中、数時間おきの授乳やおむつ替えが必要であり、母子ともに安静に過ごすことが好ましい。胎内から胎外へと激変した環境に適応する時期であり、発育と発達についても特に注意深い観察が必要である。

図表3 アプガースコア

	0点	1点	2点
皮膚色	全身蒼白	体幹ピンク色、手足先チアノーゼ	全身ピンク色
心拍数	心拍なし	100/分以下	100/分以上
刺激への反応	反応なし	顔をしかめる	泣く
筋緊張	だらりとしている	腕や足を曲げている	活発に手足を動かす
呼吸	呼吸していない	弱々しく泣く	強く泣く

(注)8点以上=正常、4〜7点=軽度仮死、3点以下=重症仮死

(1) アプガースコア

出生直後の状態を評価する方法である。胎児期には胎児循環であったが、出生と同時に肺呼吸が始まり、劇的な変化が起こる。出生後1分と5分で**図表3**を用い、5項目各々0～2点、合計10点満点で点数を出して評価する。

(2) 出生体重

出生体重4000ｇ以上を「巨大児」、2500ｇ未満を「低出生体重児」という。さらに、1500ｇ未満である「極低出生体重児」や、1000ｇ未満である「超低出生体重児」の区分もある。

(3) 生理的体重減少

出生後3～4日で、体重が150～300ｇほど減少し、その後7～10日で出生体重に戻ることを「(新生児)生理的体重減少」という。これは、まだうまく哺乳できないことなどにより哺乳量は少ないが、皮膚や呼気から失われる不感蒸泄や胎便などの排泄量が多いために起こる。

3．乳幼児の発育と発達

「乳児」とは生後1年まで、「幼児」とは就学前の子ども(6歳まで)をいう。なお、就学後の小学生については「学童」という。乳幼児期は、発育と発達が急速に進む時期である。

(1) 体重・身長

乳幼児期の体重・身長は**図表4**のように出生時の何倍にもなり、急激

図表4　乳幼児の体重・身長の増加のめやす

〈体重〉

出生時	3か月	1歳	2歳	3～4歳	5～6歳
3kg	6kg	9kg	12kg	15kg	18kg
1とする	2倍	3倍	4倍	5倍	6倍

〈身長〉

出生時	1歳	4歳
50cm	75cm	100cm
1とする	1.5倍	2倍

図表5 乳幼児の頭囲と胸囲

	出生時	1歳頃	2歳	4歳
頭囲	約33cm	約45～46cm	約48cm	約50cm
胸囲	約32cm	約45～46cm	約49cm	約52cm
(比較)	頭囲＞胸囲	頭囲＝胸囲	頭囲＜胸囲	

に増加する時期である。体重は、体調や病気などによって一時的に減少することがあるが、長期的に見たときに体重・身長の増加が見られないときは、慢性疾患や虐待を疑う。乳幼児期は、定期的な計測の必要性が高い。

(2) 頭囲・胸囲

　出生時は頭囲のほうが胸囲より1cmほど大きく、1歳頃にほぼ同じ、その後は胸囲のほうが頭囲よりも大きくなる（図表5）。乳児期は特に頭部の割合が大きいことが分かる。また、乳児の胸郭は前後径と左右径があまり変わらない円柱に近い形状であるが、その後、幼児期になると前後径より左右径が大きくなる。

(3) 大泉門と小泉門

　出生時には頭蓋骨の隙間が2つあり、前頭骨と頭頂骨の間を「大泉門」、頭頂骨と後頭骨の間を「小泉門」という（第4章56ページ図表3参照）。小泉門は生後2～3カ月ほど、大泉門は生後1年半ほどで閉鎖する。大泉門は閉鎖が速すぎると小頭症や狭頭症、遅すぎると水頭症や脳腫瘍などの場合があるので、健診などで大きさや閉じぐあいをチェックする。

第3節 発育・発達と保育

1．保育者の役割

　保育者は保護者とともに、一人ひとりの子どもの発育と発達について

見守り、その成長を喜ぶ存在である。保護者にとって保育者は、自分の子どものことを理解してくれ、相談できる心強い味方である。日々、成長する子どもの様子を保育の中で観察して保護者に伝え、保護者から家庭での様子を聞くことの積み重ねが大切である。

「平均値＝正常」ではなく、一人ひとりの子どものペースや特徴があり、個人差や個性を認めることの重要性を理解することが保育者にとって何より大切なことである。しかし一方で、深刻な遅れや疾病の疑いは見逃さずに、必要な場合は速やかに医療機関などの専門機関へ検査や相談に行くように保護者に促す。正常と異常の最終的な判定は保育者にはできないが、異常の場合に早期発見ができれば早期治療が行え、予後の見通しが良好となる場合もある。保護者は気づいていても認めたくないような場合もあり、保育者が客観的な立場で助言することが必要である。

また、身体測定など、発育と発達の評価に必要な測定は、保育中に定期的に行うことが多いので、保育者はまずは正確な測定ができるような技術を身につける必要がある。

2．発育と発達の評価

(1) 身体発育の評価

厚生労働省が10年ごとに身体測定の全国調査を行った結果から、「パーセンタイル曲線」を作成し発表している（第4章55ページ参照）。身長、体重の他、頭囲、胸囲などについてのパーセンタイル曲線もある。

幼児期の体格については「身長体重曲線」がよく使われている（**図表6**）。これらは母子健康手帳に記載され、保護者にも活用されている。

(2) 発達の評価

乳幼児期の発達は、運動発達や言語の発達を中心にダイナミックな発達が見られる時期である。「DENVER Ⅱ」のように、月齢・年齢に応じてどのような発達が見られるかをチェックする検査法がいくつかある。

図表6　幼児の身長体重曲線

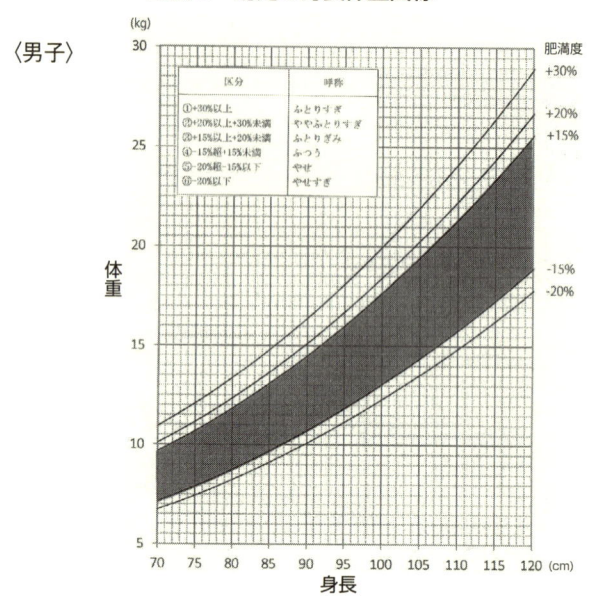

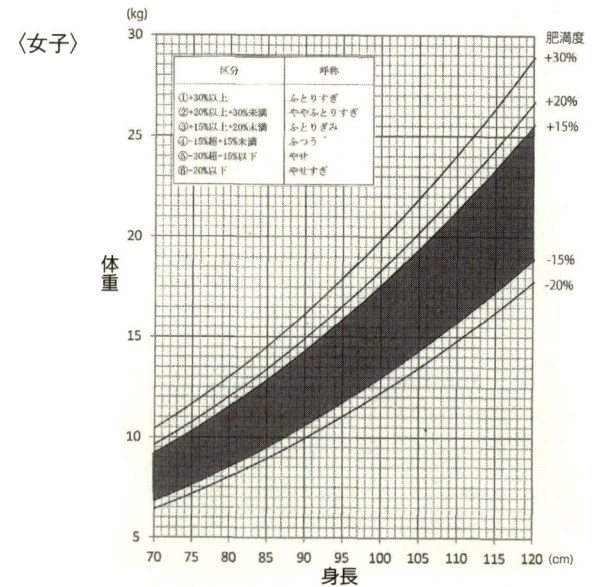

〈男子〉

区分	呼称
①+30%以上	ふとりすぎ
②+20%以上+30%未満	ややふとりすぎ
③+15%以上+20%未満	ふとりぎみ
④-15%超+15%未満	ふつう
⑤-20%超-15%以下	やせ
⑥-20%以下	やせすぎ

〈女子〉

区分	呼称
①+30%以上	ふとりすぎ
②+20%以上+30%未満	ややふとりすぎ
③+15%以上+20%未満	ふとりぎみ
④-15%超+15%未満	ふつう
⑤-20%超-15%以下	やせ
⑥-20%以下	やせすぎ

出典：国立保健医療科学院「平成22年幼児身長体重曲線」

【引用・参考文献】

髙内正子編著『心とからだを育む子どもの保健Ⅰ』保育出版社、2012年

田中哲郎監修『子育て支援における保健相談マニュアル〔改訂第3版〕』日本小児医事出版社、2013年

新 保育士養成講座編編纂委員会編『新 保育士養成講座第7巻 子どもの保健』全国社会福祉協議会、2011年

R. E. Scammon "The measurement of the body in childhood". In: J.A.Harris, C.M.Jackson, D.G.Paterson, R.E.Scammon, eds. *The measurement of man*, Minneapolis: The University of Minnesota Press; 1930, pp.173–215

第4章

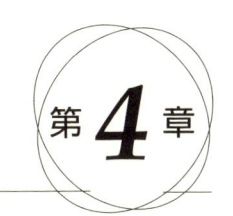

身体発育の「正常」と「異常」

平田香奈子

第1節 発育期の区分

　母親の胎内での生命の誕生から、出生して生を受け、成長していくその過程は連続したものであるが、発育はいくつかの時期に分けられて述べられることが多い。また、それぞれの時期に特徴的な発育も見られる。この発育の区分は、法律や用いられる場面によってさまざまではあるが、ここでは、小児保健の分野で主に用いられる区分について述べる。

1．年齢による区分

①胎芽期

　最終月経から8週未満の時期を胎芽期という。妊娠週数は、最終月経が開始した日を妊娠0週1日目として数えられる。その日から起算して40週1日目が出産予定日とされる。

　この胎芽期は、受精卵が分裂を繰り返しながら子宮に着床し、身体の器官が作られていく時期である。母親が妊娠にまだ気づかないこともある時期であるが、とても重要な時期でもある。

②胎児期

　妊娠8週目から出生までの時期を胎児期という。身体の諸器官は、この時期に外界に適応できるまでに作られる。

③新生児期

　出生から4週目（28日目）までを新生児期という。出生後の日齢は、出生した日を0日目として数える。新生児期は、新生児が胎内の環境から外の環境に適応するための重要な時期である。また特に、出生から7日未満の時期を早期新生児期という。

④乳児期

　出生から1年未満の時期を乳児期という。

⑤幼児期

生後1年以降、6歳までが幼児期とされるが、通常、小学校入学までを幼児という。

2．周産期

以上のような年齢（日齢・月齢）による区分のほか、小児保健の分野では周産期という発育期が用いられることがある。出生前後の時期は、母子いずれの健康等の状態においても非常に関連が強い時期であり、出生を境として区別せずに捉える必要もあるためである。具体的には、妊娠末期から早期新生児期までの時期をいう。死亡統計上は、妊娠満22週以降から、生後7日未満の時期を周産期としている。

第2節　胎内での発育

1．作られる身体

生命の誕生（受精）からおよそ38週で赤ちゃんが誕生する。その間にさまざまな器官や骨格、体の部位が形成されていく。

8週目の胎芽の大きさは1cm程度であるが、心臓は拍動し、まぶたや耳・手や足の形成も始まっている。**写真1～3**はそれぞれ、妊娠8週0日目・9週1日目・11週0日目の胎児である。身体が徐々に作られ

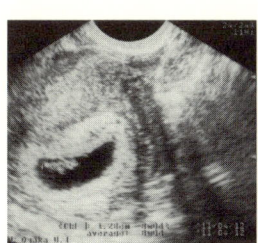

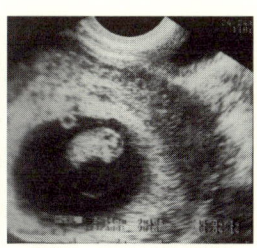

写真1　8週0日目の胎児　　写真2　9週1日目の胎児　　写真3　11週0日目の胎児

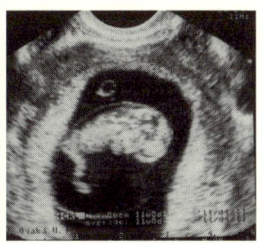

ている様子がわかる。こうして40週の間に、胎児の身体の諸器官は外界に適応できるまでになり、身長は約50cm、体重は約3000gまでになる。

2．発育の評価

　胎児の発育は、妊婦健診等で行われる診察によって診断される。現在では、主に超音波画像による診断が実施されている。胎児の画像から、頭・胴体の直径、大腿骨の長さを計測することで体重を算出することができる。また、近年では3D画像で胎児の様子を見ることも可能である（**写真4**）。

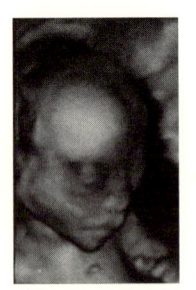

写真4　19週5日目の胎児の3D画像

3．胎児の発育に影響する因子

　胎児の発育に影響する因子としては、遺伝子の異常や、単胎児か多胎児か、といった胎児側の因子がある。また、母親の栄養状態や摂取した薬なども、胎児に影響を及ぼす。喫煙は、母親自身に喫煙習慣がなく、周囲の人の喫煙による受動喫煙であっても、低出生体重児となる可能性や、流産や早産、周産期死亡率が高くなる。母親の飲酒も、胎児の発育に影響を及ぼすことがある。

4．出生前に見られる発育の異常

　出生前の時期は、身体の各器官が作られる重要な時期であり、これらの発育がなんらかの要因でうまくいかないと、異常が見られることがある。胎芽期は、四肢の基盤が形成される時期であるが、四肢の欠如等の発育異常において敏感な時期とされる。眼や耳もこの時期に形成されるが、聴覚障害や視覚障害の原因も、胎内での発育異常によるものが多く報告されている。また、脊椎や脳といった神経系が急速に作られ発達する妊娠前期は、知能の発達の遅滞や、脊椎の形成異常である二分脊椎が生じる敏感な時期でもある。また、ダウン症候群も、染色体の異常によ

り生じるもので、先天性の疾患である。

　近年では、これらの胎内での疾患や発育異常を、さまざまな出生前の診断により早期に発見することが可能となってきた。しかし、胎児になんらかの発育異常があるという事実は、母親や家族に大きな衝撃をもたらし、妊娠の継続を困難としてしまうことも少なくない。そのため、診断や結果の伝達は、慎重に実施される必要がある。

第3節　出生後の発育の正常と異常

1．出生時の体位

　出生時の赤ちゃんの平均身長は、厚生労働省の2010年の調査によると、

図表1　出生時の体位

	妊娠期間	男子	女子
体重 (kg)	34週	2.18	2.19
	35	2.35	2.29
	36	2.53	2.46
	37	2.72	2.67
	38	2.94	2.84
	39	3.10	3.01
	40	3.20	3.09
	41	3.28	3.18
	42	3.43	3.11

	妊娠期間	男子	女子
身長 (cm)	34週	44.9	45.0
	35	45.7	45.2
	36	46.5	46.2
	37	47.5	47.0
	38	48.5	47.7
	39	49.2	48.7
	40	49.8	49.2
	41	50.3	49.5
	42	51.7	50.0

	妊娠期間	男子	女子
胸囲 (cm)	34週	28.1	28.6
	35	28.8	29.0
	36	30.0	29.8
	37	30.5	30.5
	38	31.6	31.3
	39	32.1	31.8
	40	32.4	32.1
	41	32.8	32.4
	42	33.2	32.6

	妊娠期間	男子	女子
頭囲 (cm)	34週	31.4	31.1
	35	32.2	31.6
	36	32.6	32.0
	37	33.1	32.8
	38	33.4	33.0
	39	33.5	33.1
	40	33.8	33.2
	41	34.0	33.5
	42	35.3	33.2

出典：厚生労働省「乳幼児身体発育調査」2010年を基に作成

男児が48.8cm、女児で48.3cmである。また体重は、男児が3.01kg、女児が2.93kgである。しかしこの数値は、早産児、正規産児すべての統計となっている。図表1は、在胎期間による新生児の体位である。こ

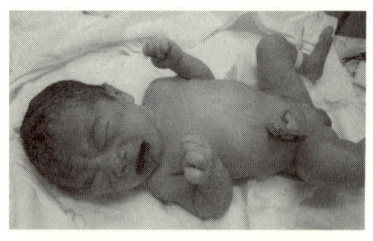

写真5　産まれてすぐの赤ちゃん

れを見ると、出生時の体位は、妊娠期間の影響が大きいことが分かる。2500gよりも小さく生まれた子を低出生体重児という。この場合、自治体へ届け出ることが、母子保健法第18条に定められている。出生体重は、新生児の身体の発育状態を示す一つの指標である。すなわち、出生体重が少ないと、身体のさまざまな機能が未成熟である可能性が高く、出生後の発育が守られるためにはさまざまなケアが必要となる場合があるからである。

　新生児の体格は、頭囲・胸囲が同じくらいである。また、脚をMの字に開いているのが自然な姿勢である（写真5）。

2．身長・体重の発育

（1）生理的体重減少

　新生児はまだ飲む乳の量も少なく、出生後一時的に体重が減少する。これを生理的体重減少という。日齢7〜10日程度で、体重は出生時程度になる。

（2）身長・体重の発育

　出生後の1年（乳児期）は、とりわけ身長・体重の増加が大きい時期である。1歳の誕生日を迎える頃には、身長は出生時の1.5倍程度、体重は3倍程度にもなる。その後、身長・体重の増加は緩やかになる。図表2は、母子健康手帳に示された乳幼児身体発育曲線である。この図は、厚生労働省による乳幼児身体発育調査を基に作成されている。ここで用

図表2　母子健康手帳に示された乳幼児身体発育曲線

＜男の子＞（2010年調査）

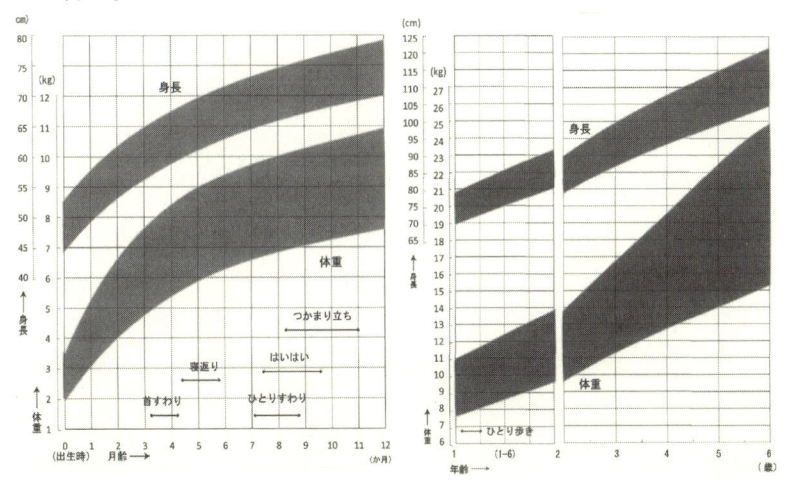

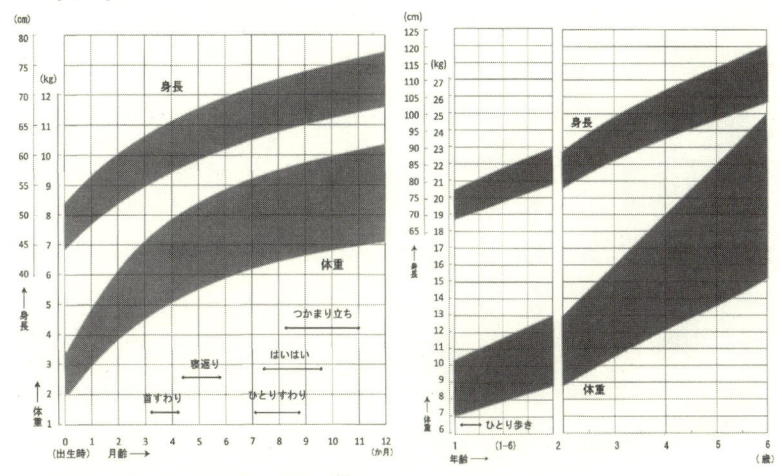

＜女の子＞（2010年調査）

(注)1　「首すわり」「寝返り」等の矢印は、約半数の子どもができるようになる月・年齢から、約9割の子どもができるようになる月・年齢までの目安を表したもの。
　　2　帯の中には、各月・年齢の94％の子どもの値が入る。
　　3　2歳未満の身長は寝かせて測り、2歳以上の身長は立たせて測ったもの。

出典：厚生労働省「母子健康手帳」省令様式より

いられているパーセンタイルという数値は、統計上、小さいほうから何パーセントに当たるのかを示す数値である。

3．骨の発育

(1) 頭蓋骨の発育

　頭蓋骨（**図表3**）は、いくつかの骨により形作られているが、乳児の頭蓋骨には、前頭部中央に大きく開いている部分がある（大泉門）。また、後頭部にも小さく開いている部分がある（小泉門）。特に大泉門は、その状態により、子の健康状態が反映されるため、日頃からの観察も大切である。大泉門が陥没している場合は、脱水になっている可能性がある。逆に、膨らんでいると脳圧が高くなっている可能性があり、髄膜炎や脳炎などの疑いがある。

　大泉門・小泉門は発育とともに閉鎖する。個人差はあるものの、小泉門はだいたい生後2～3か月で、大泉門は生後12～18か月ごろには閉鎖する。大泉門の閉鎖が早いと小頭症の疑いがあり、逆に遅すぎると水頭症の疑いがある。

(2) 脊椎の発育

　新生児の脊椎は、後ろに少し丸まっている程度の単純なカーブを描く

図表3　乳児の頭蓋骨

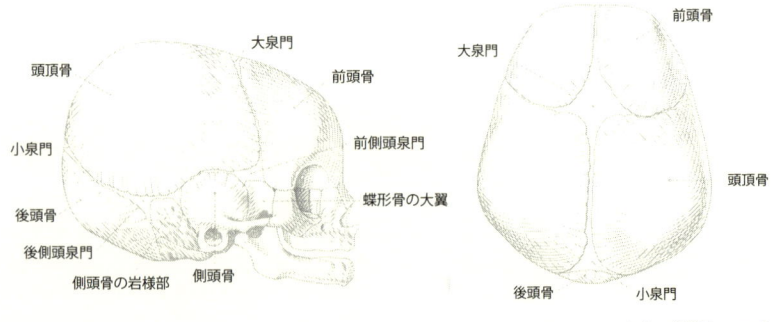

出典：［藤田、2012］

図表4　乳歯の生え方と時期

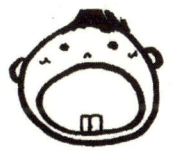

6カ月頃	10カ月頃	1歳前後	2歳半～3歳頃
下の前歯から生え始める	下の前歯が4本生えそろう	奥歯が生え始める	20本の歯が生えそろう

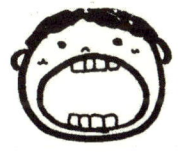

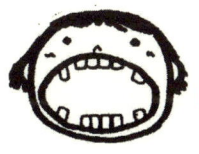

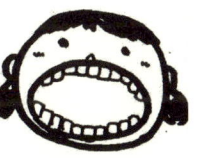

(筆者作成)

形状をしている。この形状は成長とともに、前後にうねるように曲がっていく（湾曲）。この湾曲が形成されることにより衝撃が吸収されるようになり、バランスを取ったり、飛んだり跳ねたりする運動など、より高度な運動ができるようになっていく。この脊椎が左右に湾曲している場合は脊椎弯曲症とされ、姿勢の保持等に影響がある場合もあり、注意が必要である。

4．歯の発育

　生まれてすぐの赤ちゃんには歯が生えていない。生後8か月ごろに下の前歯から生え始めることが多いが、この時期と順序には個人差がある。**図表4**は、乳歯の平均的な生える時期を示したものである。乳歯は6歳頃から永久歯に生え変わり始め、12歳頃までには全ての歯が生え変わる。

5．発育の評価

(1) 発育の計測

　乳幼児の発育は、身長・体重・頭囲・胸囲の計測により評価される。身長・体重は骨格の発育や栄養状態を反映する。また、頭囲は脳の発育、胸囲は心臓や肺などの発育が反映されるものであり、乳幼児の発育を見るうえで非常に重要である。
　身長の計測は、2歳ごろまでは仰向けの姿勢で行う（**写真6**）。頭を固定し、曲げている脚を伸ばして計測するため、大人の補助が不可欠であ

写真6 乳児の身長測定　　　　　写真7 乳児の体重測定

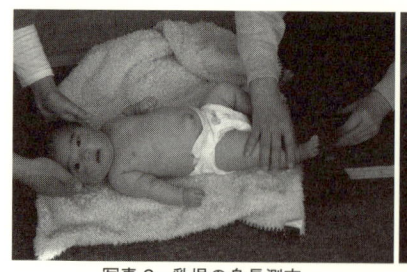

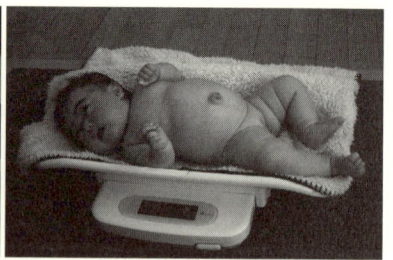

る。また、幼いうちは体重も寝転んだ姿勢で、乳児用の体重計で計測を行う（写真7）。

(2) 評価の指標

図表2に示した乳幼児発育曲線のうち、身長や体重の値が3パーセンタイル以下または97パーセンタイル以上であると、注意が必要とされている。しかし、小柄な子ども、大きめの子どもなど、体格や発育の傾向には個人差があるため、個々の状況をよく理解したうえでの評価や指導が必要となってくる。

また、身長・体重の増加は、個々に応じた身長・体重のバランスの評価が必要となる。乳幼児の発育評価では、主にカウプ指数が用いられる。カウプ指数は、〈体重(g)／身長(cm)^2 × 10〉の数式によって算出される。カウプ指数の正常の範囲は月齢により異なるが、目安では20以上であると太りすぎの傾向とされる。

6．発育に影響する因子

発育に影響する因子には、個々の内的な要因（遺伝的な要因）と、外的な要因（環境要因）とがある。例えば、身長は、遺伝的な要因によるものが大きい。環境要因としては、食生活の傾向や栄養状態、運動経験、育児放棄等虐待の有無といった養育環境が影響する。

【引用・参考文献】

A・シアラス、B・ワース（中林正雄監修・古川奈々子訳）『こうして生まれる――受胎から誕生まで』エクスナレッジ、2013年

藤田恒夫『入門人体解剖学〔改訂第5版〕』南江堂、2012年

厚生労働省「乳幼児身体発育調査」2010年
　http://www.mhlw.go.jp/toukei/list/73-22.html

厚生労働省「母子健康手帳について」
http://www.mhlw.go.jp/seisakunitsuite/bunya/kodomo/kodomo_kosodate/boshi-hoken/kenkou-04.html

第 5 章

生理機能と運動機能の発達

浅野　恵美

第1節 小児の成長の特徴

1．小児の成長の特徴

　子どもは小さな大人ではない。小児は成長（発育）、発達して成人となる。成長（発育）は身長、体重など身体の量的な増加について、発達は精神、運動、生理機能の進歩について用いられる。小児は成長、発達する過程で年齢により次のように区分される。①胎生期（受精〈0日〉～出生〈280日〉）、②新生児期（出生～28日）（早期新生児期：出生後7日未満）、③乳児期（新生児期を含め1歳未満）、④幼児期（1～6歳未満）、⑤学童期（6～12歳未満）、⑥思春期（12～18歳頃まで）。

　スキャモンは、身長、体重、各臓器重量について、出生時から成人までの増加量を100として、増加速度の異なる4型（①～④）に分け、小児期の各年齢での増加量が成人までの増加量の何％に相当するかを臓器成長曲線で示した（第3章39ページ参照）。この曲線から読み取れることは、身体や各臓器は一定の速度で成長しているわけではなく、リンパ型、神経型、生殖型の臓器は、外見の身体の成長速度とは異なった特有の成長速度を持つということである。生後身体の外形や各臓器が毎年全て同じ割合で成長していくものでなく、ある時期には急激に、またある時期にはゆっくり、しかも各臓器に特有の速度をもって成長する。

2．成長・発達の原則

（1）時間的方向性：成長、発達は大部分がほぼ同じ順序で進む。例えば、運動発達は、定頸、寝返り、お座り、つかまり立ち、一人歩きと一定の順序で進む。

（2）連続性と段階性：発達は一般に連続的であるが、心身の諸特性は

図表1　出生前の各部位・臓器の臨界期

	1	2	3	4	5	6	7	8	9	16	32	38
			←――――――― 胚子期（週） ―――――――→						←―――― 胎児期（週） ――――→			
	接合子の卵割、着床および二層性胚子の期間											

胚盤胞／桑実胚／胚盤／胚膜／羊膜／胚盤

催奇形因子に浸されない

部位	臨界期
中枢神経系	神経管奇形（3-6週敏感）→ 精神発達遅滞（胎児期）
心臓	TA, ASDおよびVSD（3-6週敏感）→ 心臓
上肢	無肢症／体肢の欠如 → 上肢
下肢	無肢症／体肢の欠如 → 下肢
上唇	唇裂 → 上唇
耳	低位形成耳と難聴、小眼球症、白内障、緑内障 → 耳
眼	小眼球症、白内障、緑内障 → 眼
歯	低エナメル質形成、着色 → 歯
口蓋	口蓋裂 → 口蓋
外生殖器	女性生殖器の男性化 → 外生殖器

● 催奇形因子の作用しやすい部位
□ あまり敏感でない時期
■ 非常に敏感な時期

TA＝動脈幹、ASD＝心房中隔欠損
VSD＝心室中隔欠損

胚子死亡および自然流産が普通 ／ 主要な先天異常 ／ 機能的欠損および軽度の先天異常

出典：[ムーア＆ペルサード, 2011]

第5章●生理機能と運動機能の発達

時期により発達速度が異なる。
(3) 部位的・機能的方向性：①頭部⇒尾部、②中心部⇒末梢、③大きい運動（寝返り、はう、歩く、走るなど）⇒細かい運動（手の操作）と発達する。

3．臨界期

器官や機能の成長と発達には、重要な時期がある。その時期に正常な発達を妨げられると、奇形や機能障害を残すことがある。胎生3カ月までの胎芽・胎児期の障害は奇形を来す（**図表1**）。

第2節 各臓器の機能的な発達

1．免疫機能の発達

免疫は、感染性の微生物（病原体）から体を守るしくみであり、白血球（リンパ球〈B細胞・T細胞〉、食細胞）が主要な働きを担う。

リンパ球は骨髄に由来するが、T細胞は小児期に胸腺において機能的に成熟する。リンパ球は病原体の表面にある抗原を認識するしくみを持ち、初めて接触した病原体を特異的に認識し記憶する。この記憶は、リンパ球の中で引き継がれてゆく。これを「獲得免疫」と呼び、初感染やワクチン接種により順次免疫を獲得していく。

B細胞は、病原体の表面にある特定の抗原と結合する抗体（免疫グロブリン）を産生する。T細胞は、異物細胞やウィルスに感染した体の細胞を破壊し、また食細胞を遊走、活性化して病原体を処理させる。食細胞（好中球、単球、マクロファージ）は、病原体に対して獲得免疫を持たない場合でも、非特異的に細胞内に取り込み破壊する。これを「自然免疫」と呼ぶ。また、抗体が特異的に認識し結合した病原体を、抗体との

図表2　胎児および新生児血清中の抗体

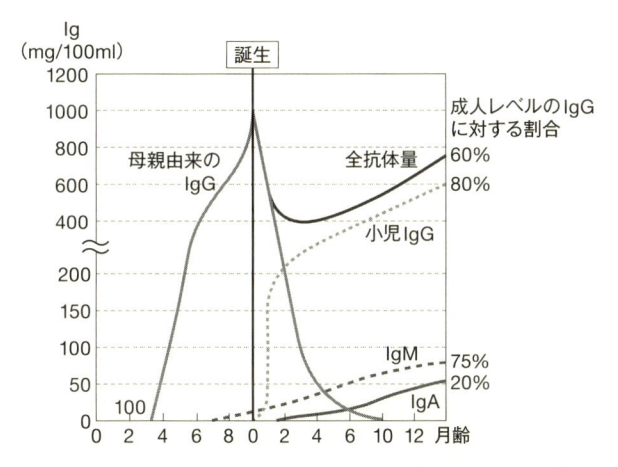

出典：[ロイトほか、2000]

共同作業で細胞内に取り込み破壊する。

　免疫グロブリンG（IgG）には胎盤通過性があり、妊娠3カ月以降、母体から胎児へ供給されるため、出生直後は成人と同等の量が存在し、感染防御の役割を果たす。IgM、IgAは胎盤を通過しないが、IgAは母乳から供給され、消化管で微生物の侵入を防御する。出生後、母体由来のIgGは急速に低下し、総IgG量は生後3〜4カ月で最低となり、自己産生のIgGが増加する。12カ月では、IgG、IgM、IgA量は、成人の80％、75％、20％であり（**図表2**）、10歳頃までに成人と同等となる。

2．内分泌系の発達

　胎生期には、胎盤から分泌されるホルモンと母体由来のホルモンの働きが中心であるが、ホルモン分泌の中枢である視床下部・下垂体系が胎生期後半には形態的に完成し、ホルモン生成と分泌を胎児自体で行うようになる。新生児期には、ホルモンの合成・分泌が成熟し、乳児期から学童期にかけて、各内分泌器官が増大する。思春期には、視床下部・下垂体機能が成熟し、性ホルモンの分泌が増加して性器官が成長・発達する。

3. 循環器系の発達

(1) 胎児循環

胎児は母体内で育ち、呼吸、食事、排泄は胎盤を介して全て母体に依存している。そのため、胎盤・臍帯を介し母体の血液を利用する胎児循環と呼ばれる以下①〜③に示す特有な循環を行っている（**図表3**）。

① 胎盤→臍静脈（母体の動脈血で酸素に富む）→静脈管→下大静脈（下半身からの静脈血と混合）→右心房→大部分の血液は卵円孔へ流れ込む→左心房→左心室→大動脈へ。

② 上大静脈（上半身からの静脈血、酸素少ない）→右心房→右心室→肺動脈→大部分の血液は動脈管へ流れ込む→大動脈へ。

③ 肺、肝の循環は少ない。

図表3 胎児循環

出典：[Snell、1975] を基に作成

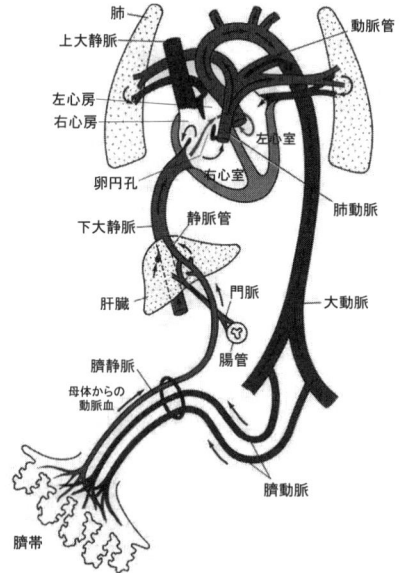

図表4 子どもの呼吸数・心拍数・血圧の正常値

	呼吸数 (/分)	心拍数 (/分)	血圧 (mmHg)
新生児	40〜50	140	75/50
乳児	35	120	90/60
	30〜40	120〜140	
幼児	25	110	100/65
	20〜30	80〜120	
学童	20	90	110/70
12歳	18	80	115/75
成人	15〜20	60〜80	120/80

出典：[志摩・橋本、2006] を基に作成

(2) 成人循環（肺循環）

　出生後胎盤を介する血流が停止すると、静脈管は閉鎖する。また呼吸の開始に伴い、肺動脈への血流が増大し、卵円孔、動脈管が閉鎖して肺循環(右心室⇒肺動脈⇒肺⇒肺静脈⇒左心房)が形成される。心臓は4腔(右心房・右心室・左心房・左心室)から成り、収縮と拡張を規則正しく繰り返し、血液を吸い込み送り出すポンプの働きをする。血液は、肺で二酸化炭素を排出し酸素を取り込んだ後、左心房へ戻り、左心室⇒大動脈⇒全身（脳・消化管・肝・腎・膵などへ送り出され、酸素や栄養を供給をする）⇒大静脈⇒右心房へ循環する（体循環）。血液は右心房へ戻り、肺循環によって酸素を取り込む。小児の血圧や心拍数は、年齢により大きく異なる。新生児や乳児の心室壁は、結合組織が多く伸展性が悪いにもかかわらず、基礎代謝量が多いため、心拍数を増やして心拍出量を増加させている。成長に伴い、壁の筋肉は厚くなり、血圧、心伯出量（左心室から1分間に送り出される血液量）は増加し、心拍数は減少していく（**図表4**）。

4．小児の水分代謝の特徴

　水分は、塩分とともに生命を維持するうえで必要不可欠であり、新生児では身体の実に80％、成人では60％が水分である（**図表5**）。ヒトは飲食により水分や栄養素を取り込み、尿、便、発汗、不感蒸泄（皮膚や呼気から意識されずに蒸散する水分）等により水分喪失する。身体には血漿

図表5　小児の水分代謝の特徴

	体内水分	細胞内液	細胞外液	必要水分量	不感蒸泄量
	（体重に対する割合）			(ml/kg/日)	
新生児	80	35	45	60～160	30
乳　児	70	40	30	100～150	50
幼　児	65	40	25	60～ 90	40
学　童	60	40	20	40～ 60	30
成　人	60	40	20	30～ 40	20

出典：[森川ほか、2006]を基に作成

図表6　視床下部

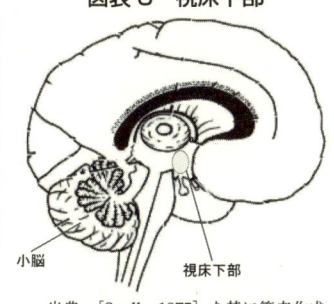

出典：[Snell、1975]を基に筆者作成

浸透圧や循環血漿量を介して水分量の過不足を感知し、摂取する水分量と排泄する水分量（水分出納という）とを調節し、一定に保とうとするしくみが存在する。

　大脳と脳幹部との間に間脳が存在するが、ここに視床下部と呼ばれる領域がある（**図表6**）。視床下部は、自律神経とホルモン分泌を総合的に調節している中枢である。喉の渇きや空腹感、腎からの尿排泄はここで調節され、身体の水分量は一定に保たれる。すなわち、身体の水分量が少なくなると喉が渇き水を飲む、あるいは腎で尿は濃縮され尿量を減らすことで水分量を保持するように調整される。

　小児は年齢が低いほど身体の水分の割合が多い。体重当たりの細胞内液量は各年齢ともほぼ同じであるが、水分の出入りに直接影響を受ける体重当たりの細胞外液量（血液、髄液、間質液）は年齢が低いほど多い。体重当たりの量で比較すると、新生児、乳児の必要水分量は成人の3.5倍ほどになる（**図表7**）。小児は体重当たりの体表面積の割合が大きく、皮膚が薄く未熟なため経皮的蒸散が多い。また、呼吸数が多く体重当たりの分時換気量が大きいため、呼気からの蒸散量も多い。さらに、新生児、乳児は腎機能が未熟で尿濃縮が不十分であり、下痢や嘔吐などで摂取水分量が低下すると、大人に比べて脱水になりやすい。

図表7　小児の成長（女子）

	身長 (cm)	体重 (kg)	体表面積 (m²)	体重当たりの 体表面積 (cm²/kg)
出生時	48.5	2.94	0.203	688.9
1年	73.4	8.68	0.451	519.7
6年	114.0	19.31	0.764	395.7
10歳	140.5	35.9	1.16	322.0
18歳	157.1	51.3	1.46	284.3
25歳	159.1	53.0	1.49	281.5

（注）6歳までは中央値、10歳以降は平均値を表示。体表面積は年齢別の藤本式にて算出。
出典：6歳まで＝厚生労働省「平成22年乳幼児身体発育調査報告書」、
　　　10歳以降＝厚生労働省「平成23年国民健康・栄養調査報告」

図表8　イヌリンクリアランス法による小児の糸球体濾過量

年齢	GFR (ml/min per 1.73m²)
1～3日	20.8
6～14日	54.6
1～3月	85.3
7～12月	96.2
1～2年	105.2
9～10年	110.0
16.2～34年	112.0

出典：[Schwartz & Furth, 2007]

5. 腎機能の発育と排尿

腎臓は、血液を糸球体で濾過した原尿を尿細管で再吸収・分泌し、尿として水分、電解質、尿素等を体外に排出することで体液の恒常性を維持している。また、エリスロポエチンの産生、ビタミンDの活性化を行い、赤血球の産生や骨代謝で重要な働きを担っている。

血液を糸球体で濾過してできる濾液の量（GFR）が、腎機能の指標として使用される。GFRは、腎臓の他の機能（酸塩基平衡・エリスロポエチンの産生・ビタミンDの活性化など）とおおむね良く相関する。GFRから見た小児の腎機能は、2歳頃までにほぼ成人と同等に発達する（**図表8**）。

6. 消化と吸収の発育

(1) 口腔

摂食行動は、哺乳運動から始まる。嚥下運動は胎生13週頃から出現し32週頃に完成、吸啜(きゅうてつ)運動は胎生15週頃に出現し36週頃に完成する。4～5カ月の哺乳期は、口唇、舌、顎などが一体化し吸啜反射や哺乳に適したしくみとなっている。5～6カ月頃から唾液の分泌量が増加し、食物が飲み込みやすくなる。咀嚼運動が可能になり、乳歯数の増加とともに離乳食が進む。1～2歳頃から固形食を食べられるようになる。乳歯の形成は、妊娠初期から始まる（**図表9**）。

図表9　歯の形成

成育期			歯の形状
胎児期	胎児期	乳歯	石灰化が始まる。出生時にはかなり出来上がっている。
	妊娠中期	永久歯	多くは形成を開始し、石灰化は主として乳幼児期に行われる。
生後	生後6～8カ月	乳歯	前歯が生え始める。
	1歳		生え始めの乳歯は、斜めやすき間が開いて生えている乳児が多い。形のある食品、固めの食物を食べて、歯を使用することにより歯並びは改善する。
	2～3歳まで		20本生えることが多い。
	6歳	永久歯	永久歯が生え始める。

(筆者作成)

図表10 新生児・乳児の便

	月齢	便	便の性状	
新生児	出生後	胎便	黒色、粘稠性、無臭（細菌なし。腸粘膜上皮・羊水・血液が成分）。	胎児の腸管は無菌状態であるが、産道を通過する際に母体に共生している細菌に暴露される。出生後に排泄される胎便には、ほとんど細菌は検出されないが、24時間以内に新生児の腸内でClostridum、大腸菌、腸球菌、ぶどう球菌などの増殖が始まる。
新生児	生後3～5日	移行便	授乳が始まり黄色緑色の普通便へ。粘稠度は低下。	母乳栄養児ではビフィズス菌、乳酸桿菌の増殖が始まり、主要な菌種となる。人工栄養児へは、それらの菌の割合は相対的に少ない傾向がある。
乳児	生後6日以降	普通便	黄色普通便。	乳児期にはビフィズス菌が中心であるが、成長とともに大腸菌などが増え、糞便の腐敗や発酵を行う。

（筆者作成）

(2) 胃腸

2～3カ月頃までは胃の入り口（噴門部）の機能が未熟なため、吐乳や溢乳が多い。筋肉が発達するにつれ、吐きにくくなる。大腸には腸内細菌叢があり、多数の菌がすみつき、人の健康バランスを保っている（図表10）。

第3節 中枢神経と運動機能の発達

脳神経細胞の産生は、小脳以外は出生時に終了している。生後の神経の発達は、神経線維の髄鞘化（ずいしょうか）と連絡網の発達が主体である。髄鞘化とは、神経線維が脂質の鞘（さや）で覆われる状態をいう。髄鞘化することにより、伝導速度は無髄神経線維の100倍程度となる。乳児は、学習することにより運動能力が発達していく。

1. 反射の発達

原始反射は胎生5～6カ月より発達し、新生児、乳児に特有の反射である。脳機能の成熟に伴う上位中枢からの抑制の増大により原始反射は消失し、随意運動の出現へ代わる。原始反射の消失時期は各反射によっ

て異なる。

　脳の発達は、新生児期には脊髄・脳幹レベルであり、床から頭を上げることもできない。原始反射は、探索反射・捕捉反射・吸啜反射の3つの反射で構成される哺乳反射、手の把握反射、足の把握反射、バビンスキー、モロー反射、踏み直り反射（定位反射）、自立歩行反射などが見られる。2カ月頃から神経発達は橋レベルとなり、緊張性頸反射が顕著となる。4カ月頃から、神経発達は中脳レベルとなり、立ち直り反応、皮質レベルの反応機構である平衡反応が出現する。3カ月頃から出現し2歳頃消失するランドー反射は、緊張性頸反射と迷路性立ち直り反射（空間で頭部を重力に対して正しい位置に保つ）の組み合わさったもので、ランドー反射の出現で定頸したとされ、腹臥位、座位などの姿勢の安定と動きや平衡反応の発達に伴い、姿勢保持機構が働くようになっていく。

　原始反射の出現や消失が見られない場合には、次のことが疑われる。
　①存在すべき時期に誘発できない：脳性まひ等脳障害
　②反射に左右差がある：上腕神経叢麻痺（分娩麻痺）、鎖骨骨折
　③消失すべき時期に存在する：脳性まひ等神経系の異常や知的障害

2．運動機能の発達

　新生児期から、覚醒し泣いていないときには、ほほえんだり、注視し人の話に聞き入る（**写真1**）、追視、聴力、エントレイメント、動作の模倣、慣れの現象など、いろいろな能力を持っている。乳児期には、笑顔や声を出すなど反応を返すようになる（**写真2**）。

　ロコモーションとは、目標に向かって進む直立二足歩行の人のみがで

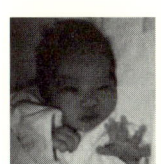

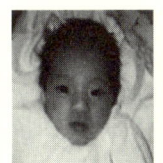

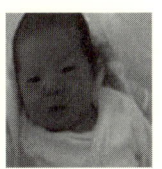

写真1　注視しじっと話し声を聞く（新生児）

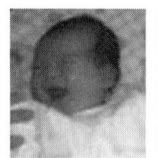

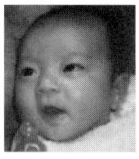

写真2　ほほえんだりキャッと声を出して笑ったりする（生後1カ月）

きる移動運動であるが、ロコモーションに向かうために、出生後の運動発達は、《定頸（3〜4カ月）⇒寝返り（5カ月）⇒お座り（6〜7カ月）⇒はいはい（8カ月）⇒つかまり立ち（9カ月）⇒独り歩き（12カ月）》と一定の順序で進み、姿勢制御系を完成させて立位歩行が可能になっていく。睡眠・覚醒とドパミン神経系の活性化、運動の発達は関連しているため、生下時より睡眠・覚醒のリズムを各時期に正しく発達させておくことも、ロコモーションの発達には大切である。

　自閉症、ダウン症などでは、はいはいが見られないことが多い。はいはいの異常を乳児期に早期発見し、訓練・矯正をすることで、脳を正常に育て、発達性精神疾患の発症阻止や症状の軽減が可能となる。

　発達検査法には、JDDST-R（日本版デンバー式発達スクリーニングテスト）などがある。

3. 姿勢と手の機能

　姿勢のコントロールと手の機能の発達とは、大きな関係がある。子どもの姿勢が不安定な肢位にあるときは、巧緻性は低減する。座位を7カ月に獲得し、上肢は重力に対して身体を支える必要がなくなり両手を自由に使用することができるようになる。立位姿勢が安定するとともに、手指操作スキルのコントロールが十分になる。2歳頃までの期間は、日ごとにスピード、強さ、バランス、耐久性、集中力がつき、姿勢のコントロールもでき安定していく。姿勢の安定により、手をコントロールして使用することが可能になり、手の巧緻性も進んでいく。

　手のスキルの発達に最も影響を及ぼす感覚システムは、視覚、聴覚、

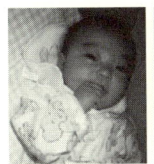

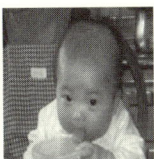

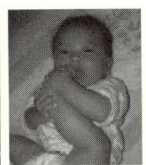

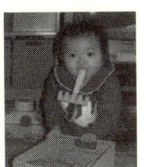

写真3　マウジング

触覚、固有受容覚（筋、関節、皮膚の中に受容器があり、体の位置や運動に関し情報を提供している）である。3カ月までに頭部が正中位に保持され、視覚が自由になる。腹臥位は、手のマウジング（手を口でしゃぶること）や手や腕の触覚的な探索を可能にする。3カ月乳児は、硬さ、大きさ、温度を知覚できる。マウジングと手指で触る行動は、3～6カ月で顕著に増加し、乳幼児の知覚の学習が増大する（**写真3**）。4カ月頃、両手を正中線上で把持できるようになる。背臥位のときには、手は胸の上で拍手をしたり、相互に手指で触り合う。これらの触覚や固有受容覚の経験は、グラスプ（握る）とリリース（離す）のパターンの発達につながる。8～9カ月からは、手掌よりも手指で物を握るようになる。

【引用・参考文献】

五十嵐隆総編集『ここまでわかった小児の発達』（小児科臨床ピクシス19）中山書店、2010年

桑田有「ヒトの腸内細菌叢──ヒトへの共生による栄養、疾患、精神活動への影響　最新情報」『心身健康科学』8巻1号、2012年、pp. 8-15

志摩伸朗・橋本悟『小児ICUマニュアル──エビデンスを取り入れた小児集中治療〔改訂第5版〕』永井書店、2006年

馬場一男監修、原田研介編『新版小児生理学』へるす出版、2009年

L・ブライ（木本孝子・中村勇訳）「写真でみる　乳児の運動発達──生後10日～12カ月まで」協同医書出版社、1998年

A・ヘンダーソン＆C・ペオスキー編著（園田徹・岩城哲監訳）『子ども

手の機能と発達——治療的介入の基礎』医歯薬出版、2010 年

K・L・ムーア & T・V・N・ペルサード（瀬口春道・小林俊博ほか訳）『ムーア人体発生学〔原著第 8 版〕』医歯薬出版、2011 年

森川昭廣・内山聖・原寿郎編『標準小児科学〔第 6 版〕』医学書院、2006 年

I・ロイト、D・メイル、J・ブロストフ（多田富雄監訳）『免疫学イラストレイテッド〔原書第 5 版〕』南江堂、2000 年

G. J. Schwartz & S. L. Furth "Glomerular filtration rate measurement and estimation in chronic kidney disease" *Pediatr Nephrol,* 22, pp.1839 – 1848, 2007

R. S. Snell, *Clinical Embryology for Medical Students*, 2nd edition, Boston: Little, Brown & Co., 1975

第6章 精神機能の発達

青木　豊

第1節 発達と発達精神病理の概念化

　心の発達と発達精神病理について考えるとき、それらを概念的にどのように捉えるかについて、2つの側面が重要と考えられている。一つは、発達がどのように進んでいくかについての理論モデルであり、もう一つは、心の発達の内容をどのような側面あるいはプロセスから捉えるかである。

1．発達の理論モデル

　発達の理論モデルについては、現時点で最も受け入れられているものの一つであるサメロフとフィースのモデルについて紹介する（図表1）。そのモデルでは、生物学的資質を表す遺伝型（genotype）と、その子を取り巻く環境から成る環境型（environtype）が、発達の時間軸に沿って絶えず相互に作用し合い、表現型（phenotyape）が生まれると考えられている。このように心の発達についての理解は、現在では環境か遺伝かという2元的・直接的なモデルとして把握されてはいない。このモデルは、我々の前に現れた子どもを、現時点での遺伝的素因と環境的素因からのみ理解しようとするのでは不十分であり、その子の歴史を2つの要因の絶え間のない相互影響の結果として捉えることの必要性を示している。

図表1　発達のモデル

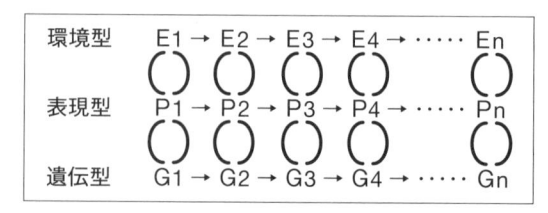

```
環境型　　E1 → E2 → E3 → E4 → ‥‥‥ En
          ( )  ( )  ( )  ( )       ( )
表現型　　P1 → P2 → P3 → P4 → ‥‥‥ Pn
          ( )  ( )  ( )  ( )       ( )
遺伝型　　G1 → G2 → G3 → G4 → ‥‥‥ Gn
```

出典：[Sameroff & Fiese, 2000]

2. 発達の内容とプロセス

　発達の内容あるいはプロセスについても、いろいろな側面から概念化されている。本稿では、発達を3つのプロセスから捉えて記載する。すなわち、生物学的プロセス、認知的プロセス、社会−感情的プロセスの3つである。この概念化は、発達について記載するとき、比較的一般的に用いられるものの一つである。

　本稿では精神機能の発達について記述するために、認知的プロセスと、社会−感情（情緒）的プロセスを、乳幼児期、前学童期、学童期、思春期・青年期（思春期・青年期はやや簡略化した形で）の時期別にまとめる。

第2節　乳幼児期における発達

　胎児期から乳幼児期までの段階で脳の基盤が作られると考えられ、心の基礎ができる。近年の発達研究により、乳幼児は、以前考えられていたより積極的に外界の刺激を求めそれを統合し、かつ社会的であり、環境との関わりを通して行動を調節していることが明らかになってきている［青木、2009；Zeanah et al., 1997］。乳幼児期にも、発達の質的・量的な移行・統合が想定され、いくつかの下位時期に分類される［青木、2009；スターン、1989；Zeanah et al., 1997］。すなわち0〜2-3カ月、〜7-9カ月、〜18カ月、〜36カ月である。以下、それぞれの段階の発達についてまとめる。

1．0〜2-3カ月

　この時期の乳児は、多彩な知覚・認知能力を持っていることが分かっている。まず聴覚において、新生児は出産前に聞かされた話を、出産後聞き分けることができ、臭覚においては、出産後6日で母乳の識別を示す。また、この時期の乳児は、顔を模倣することができる（視覚を運動領

域につなげる能力）が、これは知覚のモードをつなげる能力（Cross-modal perception）をこの時期の赤ちゃんが持っていることを示している［スターン, 1989］。この能力は他にも、イガイガのおしゃぶりとつるつるのおしゃぶりを目隠しでしゃぶった後、目隠しを取って赤ちゃんが直前に知覚した方のおしゃぶりを見ることによっても示されている。また、古典的条件づけや習慣化も、この時期に可能である。

　社会性について見ると、この時期の子どもは泣いて周りを刺激することができ、人間の顔や声が好きであり、また大人のほうも赤ちゃんの顔を好む。養育者から見ると、この時期の赤ちゃんは、苦痛、満足、興味という感情を示すと考えられている。

2．2-3カ月〜7-9カ月

　月齢2-3カ月で、認知的には、古典的条件づけがさらに進化するが、社会性の面で、養育者や他者との関わりが質的に飛躍し、この変化は「社会性の花開く時期」と名付けられる。すなわち社会的微笑が表れ、養育者との交互的な発声、笑顔の往復、アイコンタクト（eye-to-eye contact）の増加などが起こる。養育者が判別する感情は、苦痛が悲しさと怒りに、満足が満足と喜びに、興味が興味と驚きに分化する。

3．7-9カ月〜18カ月

　月齢7-9カ月の乳幼児は、認知、社会-感情面において2つの大きな発達を遂げる。第1が、間主観性の発見であり［スターン, 1989］、第2が、選択的アタッチメントの発生である。
　間主観性とは、自分に意図、感情などの"心"があり、それを他者の"心"と共有できたり、他者の"心"を頼りに行動できたりすることである。意図的コミュニケーション（例えば『あのクッキーが欲しい』と伝えるべく手を伸ばし、母親に発声する）、感情の共有（例えば、新しい玩具を見て『これおもしろい！』と表情を輝かせて母親の顔を見る）、共同注視、社会的

参照（例えば「これ触っても平気かな？」との表情で母親の表情を見て、母親から「だいじょうぶ」との表情を読み取ると、それに触れる）などがこの時期に起こる。

またこの時期に、アタッチメントの発達にとって道標となる選択的アタッチメントが形成される。人見知りや分離不安（後追いや分離後の泣き）などが生じるが、これら行動は、乳幼児がある特定の他者（通常養育者、アタッチメント対象）にアタッチメントをしていることを表している。アタッチメント形成の大きな一歩が、この時期に記される。

感情面では、情緒の共有がCross-modalに可能（Affect attunement）[スターン、1989]となる（例えば、母親の歌に合わせて、体を動かす）。

認知面の発達については、手段－結果の認知（このひもを引っ張ると、ひもの先にあるボールがこちらに来る）、対象恒常性（ハンカチで覆っても、その下にボールはある）などの能力を、この時期に乳幼児は獲得する。

4．18カ月〜36カ月

この時期の質的発達は、象徴機能を使えることと、道徳感情の獲得に特徴づけられる。

言葉の獲得が確実に進むとともに、ごっこ遊びができるようになる。この発達は、象徴機能を用いた認知面での発達を促す。社会性・コミュニケーションについては、友達との平行遊びから、月齢24カ月頃には相互的遊びが生じる。

感情面では、当惑、共感、嫉妬、誇り、罪悪感などの道徳感情が観察され[Levis, 1994]、養育者がその場に居れば、養育者の規範（例えば、「そこでは食べちゃいけない」）を守ることが可能となる。また月齢18カ月頃には、幼児は鏡の中の自分を自分と認知できるレベルの客観的な自己像を獲得する。

第3節 前学童期における発達

1．認知面の発達

　前学童期（36カ月～5歳）における認知の発達は、ピアジェ（J. Piaget 1896～1980）のいわゆる前操作段階であり、一面的な外見でそのものを判断しがちであるために、保存や可逆性（形が変わっても同じ質量である）などの思考はまだ獲得されていない。また、思考は自己中心的になりがちである。例えば、電話を取って父親から「お母さんいる？」と言われたこの時期の子どもは、行動として"うなずく"が、「いるよ」とは言わないことも多い。一方、種々の事象の性質や関連性については飽くことのない探求心を持ち、親に質問攻めする時期でもある。

2．社会－感情面の発達

　社会－感情発達の側面では、重要な発達が見られる。それは4～5歳頃に明瞭となる「心の理論」の発見である。サリーとアンの課題で示されるように、この時期の子どもは、他者や自分が誤謬を起こすことを理解し、誤謬を起こすだろう他者の立場に立つことができる。
　サリーとアン課題では、イラスト・人形等を使って以下のような状況を見せて説明し、最後に子どもに質問する。すなわち、
　①サリーとアンが、部屋でいっしょに遊んでいました。
　②サリーはボールを籠の中に入れて部屋を出て行きました。
　③サリーがいない間に、アンがボールを別の箱の中に移しました。
　④サリーが部屋に戻ってきました。
　⑤サリーはボールを取り出そうと、最初にどこを探すでしょう？
と被験者に質問する。正解は「籠の中」だが、心の理論の発達が遅れて

いる場合は、「箱」と答える。

乳幼児期の7〜9カ月の段階ですでに、間主観性の獲得において（自己と他者の）「心の発見」は達成されていた。しかしそれは「心」が通じ合ったり、自己や他者の感情表現を利用するといった段階にとどまっていた。「心の理論」の達成により、他者の立場・視点に立つこと、他者の心の状態を推測して照合することが可能となる。

感情面では、道徳感情がより洗練化し、親がその場にいなくとも、親の規範の行動を行うことができるようになる（親の規範の内在化）。友達との遊びでは連合遊び（同じ遊びを行うが、取り立てて協力することがない）に協力遊びが一部加わり始める。

3. 乳幼児期・前学童期に起こる問題

この時期に精神機能に問題を生じさせる、あるいは生じている典型的な問題としては、子ども虐待、自閉症スペクトラムを中心とした発達障害、精神遅滞、愛着障害、心的外傷後ストレス障害、選択的緘黙、摂食障害、睡眠障害などがある。

第4節 学童期における発達

この時期の子どもの心理を俯瞰すると、小学校1・2年は、家族からかなりの時間離れて友達や先生との関係を持つ時期であり、分離不安や規範の差（親と学校）に戸惑う時期でもある。小学校3・4年は、いわゆる10歳のピークと呼ばれ、心的自己の大きな発展が見られる。すなわち、この時期に人格が準備的に定まり（対人関係の基本的パターンや情動反応のパターンが決まってくる）、主観的に「自分とは何か」との自己認知がある程度固まると考えられる。小学校5・6年には、より現実的な高学年を過ごし、思春期に突入していく。以下、認知プロセス、社会−感情

プロセスについて順に述べる。

1．認知面の発達

ピアジェは、小学校1〜3年を具体的操作的段階とした。この段階では、上述の保存、合成性、可逆性など多くの発展を遂げる。5〜6歳で重要な認知的発達の質的進展は、メタ認知（自己や他者の認知についての認知）の芽生えである。例えば、この時期の子どもは「関連づけたほうが覚えやすい」ことを知っている。10〜11歳頃になると形式的操作段階に入り、概念を用いた仮説に基づく理論的思考、科学的思考が始まる。また心理的方略（「防衛」）についての認知も獲得する。これらの発達が認知的側面から、10歳のピークを迎えることとなる。

2．社会－感情面の発達

自己認知については、前学童期には、専ら身体的特徴についてであったが、小学生に入ると、心理的特徴も自己評価の重要な部分となる（例えば「僕は頭がいいよ、友達もいっぱいいるよ」）。10歳のピークになると上記のごとく自己のパーソナリテイについての認知について、ある程度の固定が見られるようになる。認知的プロセスの発達、後に述べる感情的側面の発達が支え合いながら、自己認知の成熟を成し遂げる。例えばこの時期の子どもは、「前はすぐに怒ってたけど、今は我慢できるんだ。カッときそうになったら別のことをするようにしてるから」などと話せるようになる。感情については、いわゆる「感情知能」が発達し、自分の感情と他人の感情をモニターして分別し、その情報を利用して思考したり行動したりする社会的な能力が増す。すなわち、ある状況で複数の感情が起こりえることを理解し、ある出来事が感情の反応を生むことをより深く把握できるようになる。また、嫌な感情を抑制したり隠したりする能力が増加し、感情の方向を変える方法を習得し、純粋な同情・共感の能力が育つ。

道徳面での発達も大きな進展を見せる。7歳頃までは、規範は他律的、すなわち他者から与えられた絶対のもので、変えることができないものと認知している。10歳を超えるころから、子どもはルールや決め事は人が作ったものであり、行動のよしあしの判断は行為者の意図を配慮する必要があると認知し始める。すなわち、自律的道徳観が芽生えると考えられる。

　社会的には友達との相互性が増し、10歳前後からいわゆるギャンググループを形成し、子どもは、家族から離れた場所でより自律的に友達との対人関係を持ち、友情（friendship）を育てる。このような友達関係も上記のような自己像を作り上げていく推進力となる。

3．児童期に起こる問題

　この時期に精神機能に問題を生じさせる、あるいは生じている典型的な問題としては、いじめ、不登校、児童虐待、注意欠陥多動性障害、学習障害、うつ病などがある。

第5節　思春期・青年期における発達

　思春期・青年期（中学校〜高等学校）の時期は、乳幼児期に次いで身体的・生物学的に大きな質的・量的な発達を見る時期である。典型的には、思春期に身長・体重の伸びと性発達の急伸が見られる。認知的には、概念を用いた論理的思考が行える素地が発達し、執行機能（決断や批判的思考を含む）も発達する。また青年は、友達とより多くの時間を過ごすようになり、より親から自律・自立的に振る舞い、異性とのつきあいを始め、進展させることも多い。青年は自分に対する評価について揺れ動きながら、自己同一性（アイデンティティ）の探求を盛んに行う。思春期・青年期は子どもから大人への移行の時期であるために、しばしばネガティ

ブな意味で、嵐のような時期と捉えられがちである。しかし、多くの思春期・青年期の青年は、生活を楽しんで過ごし、多くの移行課題に対して適切に自信をもって臨み、成長していく。

1. 認知面の発達

10〜11歳頃から始まる形式的操作段階が、より成熟する。すなわち、概念を用い仮説に基づく理論的思考、科学的思考の能力が高まる。一方、ピアジェ以降の研究では、米国の青年のおおよそ3人に1人しかこの段階に達しておらず、多くの大人もまた一生涯この段階に達しないことも分かってきている。また認知において、青年期の以下のような自己中心主義的傾向が高まる。すなわち自己意識が高まり、自分が舞台に立って多くの観客に見られているようにしばしば感じる。また想像の中で、自分が独自の存在で、自分にかなうものはないと認知する傾向も見られる。さらには、執行機能がより高い次元に達する。すなわち、原因の把握、決断能力、思考自体を批判的にモニターできる能力、自分の認知を反映的に見つめる力などの高まりである。

2. 社会−感情面の発達

(1) 自己評価と同一性の探究

思春期には多くの青年に、自己評価を低くする傾向が見られるが、女子のほうが、よりその度合いが高い。この男女差は、第1に、思春期・青年期の性的な身体変化の受け止め方が、女子のほうがより否定的であること [落合ら, 1993]、第2には、友達関係の圧力が女の子のほうにより強いこと、などが関連していると考えられる。これら自己評価の変化の中、青年は社会的脈絡において「自分とは何か」（自我同一性：アイデンティティ）の探求を行う。自我同一性は、多くの自画像から構成される。すなわち、職業、性格、性的関係的（独身、結婚など）、知的、身体的、文化的同一性などの多面的な自画像群である。エリクソン（E. H. Erikson,

1902～1994）は、思春期・青年期を、子どもが家庭での安全感から自立し、大人としての同一性を確立するに至る移行期であると捉えた。このギャップを乗り越えるため、青年期は種々の同一性を試す試行的・行動的実験を行える時期として社会的に許容されている、とエリクソンは考えた。そしてこの時期を心理社会的モラトリアム（猶予）と名付けた。このギャップの移行がうまくいかないと、同一性の拡散が起こるとエリクソンは記している。すなわち、対人関係から引き籠もるか、友人たちと自身の自我との境界の喪失が起こり、グループの中に同一性を失ってしまうとの危機に陥る。一方、近年自我同一性形成は、児童期から始まり生涯をかけて変化をたどるプロセスであり、早期成人期に自我同一性についての多くの課題が表れるとの考えが共有されている［岡本、2002］。

(2) 家族との関係

　これまで、この時期の課題は、家族から友達社会そして異性との関係への移行と考えられてきた。しかし近年の研究により、以下の点が強調されるようになった。すなわち、友人や異性のパートナーと共感することが増え、その人たちと過ごす時間が増えることには明確な意義があるものの、家族との関係の重要性が減るわけではないという点である。この時期の親の適切で侵入的でない監視・ガイド（クラブやアルバイトの選択、友達選びなど）と、どのように活動しているかを子どもが親にどれぐらい積極的に伝えられるかによって、例えば青年非行・犯罪が減少することが示されている。思春期・青年期の子どもは、自律性への希求が強いため、親との葛藤を起こしがちである。親は青年に適切な範囲の決定権を与えていく必要がある。一方、葛藤は多くの場合、日常生活の出来事（髪型、服装、帰宅時間など）内で一定の範囲に収まり、青年が自律に向かって歩むことをかえって促進する。

　青年期の課題を、親からの分離と自立と捉える過去の考え方は、近年、以下の視点に席を譲ってきた。すなわち、親が支持的な愛着対象として

機能して初めて、青年はより広く複雑な社会生活を探索することができるとの捉え方である。

(3) 友人関係

友人関係、友情は、青年期において、それ以前に増して大きな意味を持つ。友人と自身を比較したり同一化したりすることで、青年はアイデンティティを模索する。一方、友達グループに従わなければならないといった軋轢は、特に中学時代に強い。この時期、身体的・性的に発達することで、異性とのつきあいは一歩ずつ進み、多くの青年は性的な関係を青年期に体験する。

3．青年期に起こる問題

この時期に精神機能に問題を生じさせる、あるいは生じている典型的な問題として、以下のようなものがある。

非行・犯罪は、親の監視・ガイダンスの欠如や非行を行う兄弟を持つことなどがリスクとなる。

うつ病と希死念慮・自殺企図は、児童期より大きく増加する。統合失調症も、典型的にはこの時期に発症する。摂食障害、薬物乱用などもこの時期に問題の発端を見ることが多い。

【引用・参考文献】

青木豊「子どもの心の発達の理解と対応①――乳幼児から児童期まで」日本児童青年精神医学会監修『児童青年精神医学セミナーⅠ』金剛出版、2009年、pp.9-20

岡本祐子編著『アイデンテイテイ生涯発達論の射程』ミネルヴァ書房、2002年

落合良行・伊藤裕子・斉藤誠一『青年の心理学』(ベイシック現代心理学4)

有斐閣、1993 年

D. N. スターン（神庭靖子・神庭重信訳）『乳児の対人世界　理論編』岩崎学術出版社、1989 年

Sameroff, A. & Fiese, B., "Models of development and developmental risk", In Zeanah, C. (ed.) *Handbook of Infant Mental Health, the 2nd ed.* Guilford, 2000, pp.3-19

Zeanah, C., Boris, N., & Larrieu, J. (1997) Infant development and developmental risk: A review of the past 10 years. Journal of American Academy of Child and Adolescent Psychiatry, 36. 165-178.

第 **7** 章

子どもの発育・発達と栄養

小野　友紀

第1節 乳児期の栄養と発達

　乳幼児期の子どもには、日々の活動を行うためのエネルギーや栄養素に加えて、発育・発達のための栄養分が必要になる。この時期は、十分な栄養摂取と同時に将来の食生活の基盤となる大切な時期でもある。

　乳児期は、主に乳汁のみで栄養を摂取する「乳汁期」と、食物からの栄養摂取に移行する「離乳期」に分けられる。適切な栄養摂取の下で身体は発育し、出生後1年で身長は約1.5倍、体重は約3倍になる。この時期は、運動機能、精神の発達も著しく、乳児の摂食機能はこれらの発達と密接な関係がある。

1. 乳汁期（離乳食開始まで）

　生まれたばかりの新生児は、誰から教わることもなく母親の乳房から乳を吸う。これは、生まれつき備わった乳児特有の反射的哺乳運動（原始反射）による哺乳行動である。その後、生後2カ月頃になると、反射的な哺乳行動に代わって自発的な意志によって哺乳量を調節したり、口に入るものを拒んだりする自律的な哺乳行動ができるようになる。原始反射があるうちは、固形物が口に入ると舌で押し出してしまうが、生後5～6か月では反射が消失し、固形物を受け入れる準備ができる。

(1) 乳汁栄養

　乳児は、生後5～6カ月頃までは乳汁のみで成長する。乳汁栄養には、母乳、人工乳、混合乳（母乳＋人工乳）がある。母乳は、人間の子どもを育てるための栄養として最も自然な授乳法であり、次項目に示すとおり多くの利点がある。乳児の保育に関わる人たちは、母乳の利点を認識し、母乳で育児をしたいと考える母親を支援する立場にある。保育所等では、

希望する保護者には冷凍母乳バックの受け入れをしたり、授乳時間に直接母乳を与えられるような機会を提供したりする等の配慮が必要である。

しかし、母親の就労状況等によっては母乳の継続が困難な場合もあり、また、直接の授乳ができないことで、母乳分泌量が減少することもある。母子の状態をよく見ながら、人工栄養を加えたり、切り替えたりする状況もあろうが、乳児にとってはどちらの栄養法においても、ゆったりとした環境の中で心地よく授乳されることが最も大切である。

「授乳・離乳の支援ガイド」では、授乳の支援に関する基本的考え方として、赤ちゃんが「飲みたいと要求」し「その要求に応じて与える」という両者の関わりが促進されることによって、授乳は安定して進行していくとしている。この応答的対応が非常に重要で、空腹を訴える（泣く）ことによって乳汁が与えられ満たされることの繰り返しで、乳児はしだいに授乳する大人との信頼関係を築き、また主体的に飲み、食べるようになると考えられる。

(2) 母乳栄養の利点
①消化酵素を含んでいるため消化が良い
母乳には、乳糖、脂肪、たんぱく質、ビタミン、カルシウム（ミネラル）など乳児の成長に欠かせない栄養素が過不足なく含まれている。これらの栄養素の消化を助ける酵素も含まれているため、消化吸収されやすい。

②免疫物質を含んでいる
母乳には、細菌やウイルスが体内に侵入し病気になることを防ぐ免疫グロブリン（IgA）が多く含まれている。また、腸内細菌叢を成長させるビフィズス菌や、抗菌物質（免疫グロブリン、リゾチーム、ラクトフェリンなど）が多く含まれ、感染防御に大きな役割を果たしている。

③母子相互作用
授乳の際の肌の触れ合いは、母子ともに満足感と安心感を与える。このスキンシップによる結びつきは、乳児の精神発達に良い影響を与え、

安定した母子関係の確立を促し、母親の育児に自信をもたらす機会となる。

④**母体の回復を早める**

母乳の射出の際に分泌されるホルモン（オキシトシン）には、子宮の筋肉を収縮する働きがあるので、母体の回復を早める。また、統計的に乳がんにかかりにくいとの報告もある。

⑤**アレルギーを起こしにくい**

母乳はヒト由来のたんぱく質であるため、アレルギーを起こしにくい。しかし、乳児に卵、小麦などの個別のアレルギーがあるときには、母親が原因食品を摂取することで母乳に原因物質が移行し、児に症状の発現を見る場合があるので注意が必要である。

⑥**安全で衛生的**

母乳は、適温で手軽に飲ませることができ、経済的である。また、乳児突然死症候群（SIDS）の危険率が人工乳に比べて低い。

（3）人工栄養

母乳で育てたいと思って努力しても出ない、母親の薬の服用などで母乳を飲ませられない、就労などの条件で母乳を続けられないなどの場合は、育児用ミルク（調整粉乳）を使用する。授乳回数は母乳と同様で、欲しがるときに欲しがるだけ与える自律授乳でよい。調乳するために飲んだ量が分かり、多い・少ないなど気になることもあるが、飲む量は乳児に任せてよい。母乳の授乳と違い、母体と乳児が離れているため、寝かせたまま飲ませたり、TVを見ながら飲ませたりするケースがあるが、乳児に優しく声を掛けるなどしながら、必ず抱いて飲ませることが大切である。

なお、調乳の際には、必ず一度沸騰した湯を70℃以上に保った状態で調乳することが大切である。これは、調製粉乳に菌（エンテロバクター・サカザキ菌）が混入し重症な感染症を引き起こした事例を受けて、世界

保健機構（WHO）および国際連合食糧農業機関（FAO）がガイドラインで示したものである。

2．離乳期（5～6カ月以降～離乳完了まで）

(1) 離乳食の進め方

① 5～6カ月頃

離乳食を開始するポイントは、支えてあげると座れる、大人が食べているところを見て食べたそうなしぐさをする、口にスプーンなどの固形物が入っても押し出すことが少なくなっていることなどである。

「授乳・離乳の支援ガイド」（厚生労働省）では、「なめらかにすりつぶした状態の食物を初めて与えた時」を離乳の開始としている。この時期はスプーンに慣れることが大切であり、口を閉じて舌を前後に動かしながら飲み込むことができるようになる過程である。

② 7～8カ月頃

唇を閉じる力が強くなり、舌の上に乗ったものを上顎で潰して食べるようになる。調理形態は、舌で潰せる固さ・大きさのものが適当である。食べることのできる食品の幅も少しずつ広がる。

③ 9～11カ月頃

大人の食事形態に近づくが、味は薄味で、調理形態も大人のものをただ刻んだだけのものとは異なる。手づかみ食べも見られるようになるため、手に持って食べられるような形態のものを与えると自分で食べようとする。

④ 12～18カ月頃

食事時間も一定になり、朝、昼、夕とおやつの4回で十分な栄養が取れるようになる。奥歯部分ですりつぶして食べるようになり、口の中で舌の動きも上下左右と自在になってくる。この頃になると、それまでの時期はよく食べていた子でも急に食べなくなったり、食べ物に好みが出てくることがある。

またこの時期、大人と全く同じものを食べさせがちであるが、味付けが濃くなったり、脂肪分が多くなったり、また甘いお菓子のおやつが多くなることがある。塩分の取りすぎは未熟な腎臓機能に負担となり、糖分の取りすぎは肥満や虫歯の原因になりかねないので注意する。

なお、離乳食の進め方については「授乳・離乳の支援ガイド」を参照

図表1 離乳食の進め方の目安

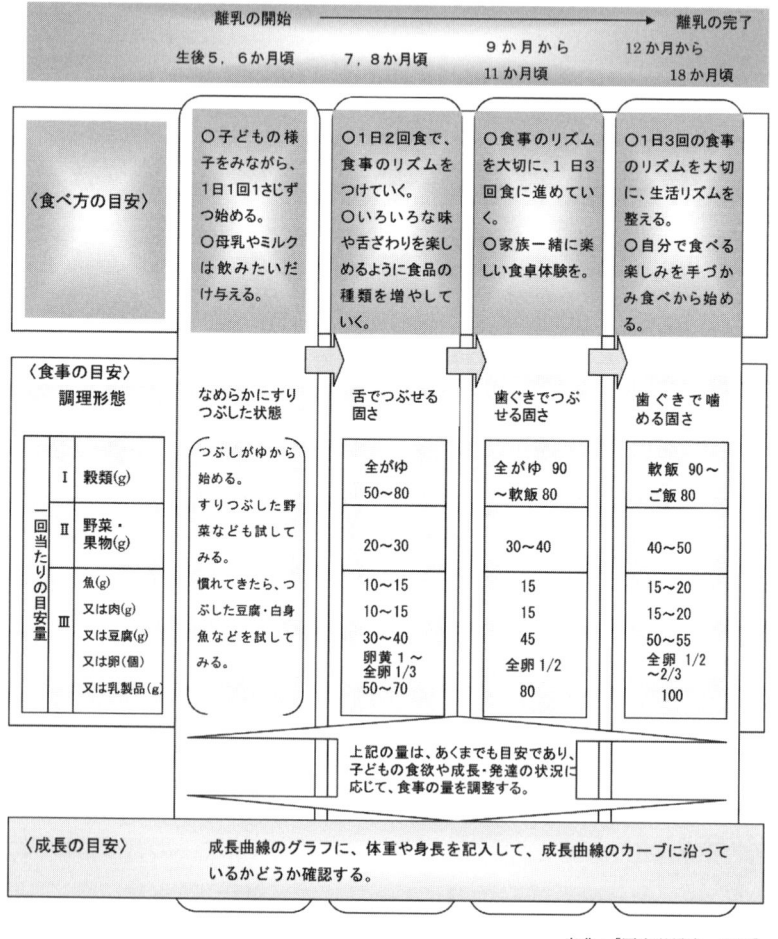

		離乳の開始 → 離乳の完了			
		生後5,6か月頃	7,8か月頃	9か月から11か月頃	12か月から18か月頃
〈食べ方の目安〉		○子どもの様子をみながら、1日1回1さじずつ始める。 ○母乳やミルクは飲みたいだけ与える。	○1日2回食で、食事のリズムをつけていく。 ○いろいろな味や舌ざわりを楽しめるように食品の種類を増やしていく。	○食事のリズムを大切に、1日3回食に進めていく。 ○家族一緒に楽しい食卓体験を。	○1日3回の食事のリズムを大切に、生活リズムを整える。 ○自分で食べる楽しみを手づかみ食べから始める。
〈食事の目安〉調理形態		なめらかにすりつぶした状態	舌でつぶせる固さ	歯ぐきでつぶせる固さ	歯ぐきで噛める固さ
一回当たりの目安量	Ⅰ 穀類(g)	つぶしがゆから始める。すりつぶした野菜なども試してみる。慣れてきたら、つぶした豆腐・白身魚などを試してみる。	全がゆ 50〜80	全がゆ 90〜軟飯 80	軟飯 90〜ご飯 80
	Ⅱ 野菜・果物(g)		20〜30	30〜40	40〜50
	Ⅲ 魚(g) 又は肉(g) 又は豆腐(g) 又は卵(個) 又は乳製品(g)		10〜15 10〜15 30〜40 卵黄1〜全卵1/3 50〜70	15 15 45 全卵1/2 80	15〜20 15〜20 50〜55 全卵1/2〜2/3 100
			上記の量は、あくまでも目安であり、子どもの食欲や成長・発達の状況に応じて、食事の量を調整する。		
〈成長の目安〉		成長曲線のグラフに、体重や身長を記入して、成長曲線のカーブに沿っているかどうか確認する。			

出典:[厚生労働省、2007]

されたい（**図表１**）。

(2) ベビーフード

　ベビーフードは、手軽に持ち運べてどこでも離乳食が食べられること、成長に合わせた商品であることなど保護者にとっては手軽で便利な離乳食である。しかし、一般的なそしゃく能力より若干柔らかめに作られていることや、手作りとは風味が異なるため、野菜や粥などを加えて固さや風味を調整すれば離乳食のレパートリーとして上手に利用することができる。衛生面の配慮として注意すべきことは、１回の食事で残ったベビーフードは必ず廃棄し、時間がたってから食べさせるようなことはしないことである。

３．幼児期の発達と食

(1) １歳～２歳頃

　歯の生え方と調理形態には関連がある。奥歯（乳臼歯）が上下２本ずつ生えそろうのは平均で２歳９カ月といわれているが、奥歯が完全に生えそろうまでは、大人と同じように固い物を食べることは難しい。離乳食が完了したころから、徐々に歯応えのあるものも与えるようにする。

- 第１乳臼歯が生え始める（１歳４カ月頃から）⇒上下の噛み合わせが完成（１歳８カ月頃）
- 第２乳臼歯が生え始める（２歳３～６カ月から）⇒上下が生えそろう（２歳９カ月頃）

　離乳が完了するころになると、しだいに食べ物に対する好みが出てくることがある。この時期の好き嫌いは一時的なことがほとんどであるため、食べやすく調理したり、味付けを変えたりすることで食べることが多い。無理強いすることなく、楽しく食べることができるように配慮することが大切である。いっしょに食卓に着いている大人がおいしそうに食べるのを見て、食べられるようになることも多い。

食具の取り扱いは完全に自立していないが「自分でやりたい」という自我の芽生えから、手づかみで食べたりスプーンを持って食べたがったりする。保護者はこのような子どもの状態を「遊び食い」と認識していることがある（figure 2）。しかし、これもこの時期の発達の一過程であることがほとんどであるため、食卓で強く叱ったり必要以上の介助をしたりすることで、自分で食べようとする意欲を消失させてしまわないようにしたい。しかし、食事の終盤で口に運ぶ回数が減り、ある程度の量が食べられているときは、いつまでも食事を続ける必要はないので「ごちそうさまましょうね」などと声を掛けて食事を終わらせることも必要である。食事の形態は徐々に大人と同じようなものになってくるが、上記のように固いものなどはそしゃくが難しいため、喉に詰まらせること

図表2　食事で困っていること

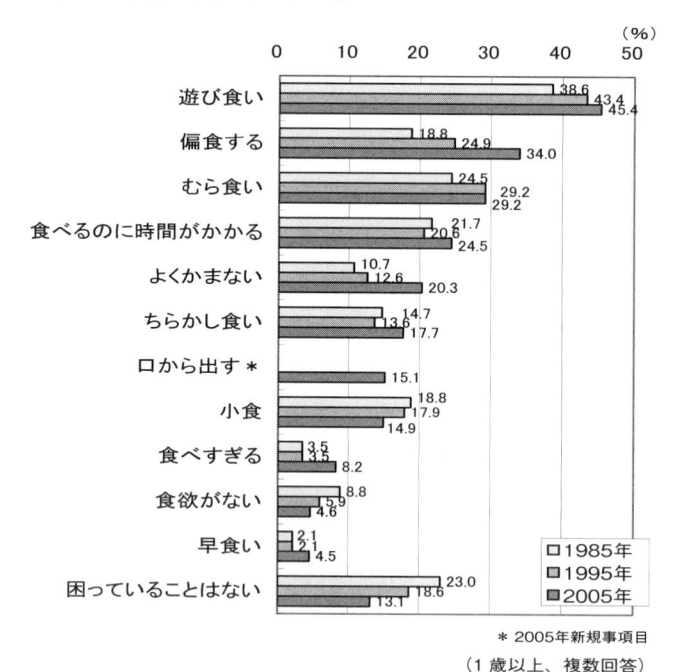

項目	1985年	1995年	2005年
遊び食い	38.6	43.4	45.4
偏食する	18.8	24.9	34.0
むら食い	24.5	29.2	29.2
食べるのに時間がかかる	21.7	20.6	24.5
よくかまない	10.7	12.6	20.3
ちらかし食い	14.7	13.6	17.7
口から出す＊			15.1
小食	18.8	17.9	14.9
食べすぎる	3.5	3.5	8.2
食欲がない	8.8	5.9	4.6
早食い	2.1	2.1	4.5
困っていることはない	23.0	18.6	13.1

＊2005年新規事項目
（1歳以上、複数回答）

出典：「平成17年度乳幼児栄養調査結果報告」2006年

図表3 幼児の食事バランスガイド

1日分

	料 理 例
3~4 主食（ごはん、パン、麺） つ(SV) ごはん（子ども用茶碗）だったら 3～4杯程度	1つ分＝ごはん1杯＝おにぎり1個＝食パン1枚＝ロールパン2個 2つ分＝ うどん
4 副菜（野菜、きのこ、いも、海藻料理） つ(SV) 野菜料理4皿程度	1つ分＝野菜サラダ／ほうれん草のお浸し／ひじきの煮物／小松菜の味噌汁／かぼちゃの煮物／なめこのみそ汁／レタスとトマトのサラダ／うどんのかきたま 2つ分＝ 芋の煮っころがし／コロッケ
3 主菜（肉、魚、卵、大豆料理） つ(SV) 肉・魚・卵・大豆料理から3回程度	1つ分＝目玉焼き1皿／冷奴／納豆／魚のフライ 2つ分＝焼き魚／魚の天ぷら／まぐろとイカの刺身／ハンバーグ 3つ分＝豚肉のしょうが焼き
2 牛乳・乳製品 つ(SV) 牛乳だったら1本程度	1つ分＝牛乳コップ半分／スライスチーズ1枚／ヨーグルト1パック
1~2 果物 つ(SV) みかんだったら1～2個程度	1つ分＝みかん1個／もも半分／かき1個／りんご半分／ぶどう半分／なし半分／いちご5個／バナナ1本

※SVとはサービング（食事の提供量の単位）の略

出典：東京都福祉保健局「東京都幼児向け食事バランスガイド指導マニュアル」2006年

運動 ← 水・お茶

菓子・嗜好飲料は楽しく適度に

東京都福祉保健局作成

第7章●子どもの発育・発達と栄養

がないよう食べ物の大きさや固さには十分な配慮が必要である。

(2) 3歳～5歳頃

　大人とほぼ同じ調理形態のものが食べられるようになる。将来の食生活の基盤となる時期であるから、味付けは薄味とし、食事の内容にも気をつける。

　現代の大人の食事が柔らかい物を好む傾向にあるので、歯応えのある料理も取り入れ、良くかんで食べることを促すことが大切である。

　この時期は子どもが自分から進んで「食べてみよう」と思うような献立を立てることと同時に、「将来も食べてほしい」と大人が思う献立を立てることが大切である。献立は栄養バランスを考えながら、旬の食材を使った季節感のあるものを考えることが重要である。

　なお、幼児期の子どもが1日に取りたい料理の数が示されているので、これを参考にして献立を考えるとよい（**図表3**）。

第2節　個別対応の必要のある食事

1．食物アレルギー

　乳児から幼児早期の即時型食物アレルギーの主な原因である鶏卵、乳製品、小麦の多くは、その後、加齢とともに耐性を獲得していく。乳児期には、食物を原因とするアレルギーが他の年代より多いため、保育所等においては、原因食物の除去（原因食物を除去して調理）あるいは代替食（原因食物の持つ主要栄養素を含む代わりの食物で調理）の提供をしているところが少なくない。アレルギーの原因食物は、成長に欠かせないたんぱく質やミネラルを含む食品であるため、医師の正しい診断に基づいた必要最小限の原因食物の除去を原則にして対応することが重要である。

(1) 食物アレルギー児への対応

　食物アレルギーの中で最も重い症状は、アナフィラキシーショックである。ほんのわずかな分量の原因食物を食べただけで意識がなくなり、血圧が低下し、激しいショック症状（全身ぐったりして、顔面蒼白になる）を起こすこともある。症状が出現して15分以内の処置が重要になるので、できるだけ早く医療機関で受診することが重要である。ショック症状を起こしたら、衣服のボタンやベルトなどを緩め、楽な姿勢にして、食べ物を吐いて喉に詰まらせることのないように注意する。

　現在、原因食物の誤食などにより、アナフィラキシーショックを起こしたときの対処として、アドレナリン自己注射（エピペン）の接種が有効とされている。重症な食物アレルギーの場合、医師があらかじめ処方したアドレナリン自己注射（エピペン）を自分（子どもの場合は保護者、保育者等）で筋肉に注射する方法がある。

(2) 保育所における食物アレルギーの対応

　栄養士の配置されている保育所においては、その専門性を生かした個別的な食事の対応が期待される。保育担当者は、アレルギー児への食事の配膳や介助などの場面で、誤食などがないように食器や食具の色や柄を他児と異なるものにしたり、保育者が複数で確認をしたりするなど、十分に注意する。また、成長・発達の評価は、成長曲線で経過を観察することも重要である。

2．疾病および体調不良の子どもへの対応

(1) 嘔吐・下痢

　嘔吐が激しいときは食事を中止する。少し落ち着いてきて食欲が出てきたら水分補給から徐々におもゆ、柔らかく煮たパンがゆなどを与え、次いでつぶし湯豆腐や、すりおろしリンゴ、三分がゆなど消化の良いものから与えていく。離乳食の場合は、離乳の形態を一段階前に戻し、便

の様子を見ながら元の調理形態に戻す。

　食事中に子どもが嘔吐した場合、他児への感染に配慮して、吐瀉物(としゃ)の付いた食器の扱いには十分注意し、使い捨てマスクとビニール手袋を着用して食器類を洗浄する。

　下痢の場合は、機嫌が良く、食欲があるときは消化の良い食事を与え様子を見る。水分が失われるので、こまめに水分補給をすることが大切である。湯ざまし、番茶、子ども用イオン飲料、薄めのリンゴジュースなどを与える。かんきつ系の果汁や乳製品は、下痢を悪化することがあるので控える。

　食欲もなく下痢症状のひどいときには、いったん食事を中止するが、ミルクや母乳はふだんどおり飲ませてもよい。食事を中止すると体力がなくなり、回復力が落ちてしまうので、下痢の回数が減り、食欲が出始めたら、なるべく早めに元の食事に戻すようにする。小児科を受診する際に、症状をきちんと伝えられるように、下痢の写真を撮って持参するとよい。また、下痢以外の症状の有無や、下痢の始まった時期、その前に取った食事の内容なども、医師に伝えるようにする。

(2) 発熱

　発熱だけで、機嫌も良く食欲があるときは様子を見て、診療時間内に小児科を受診できるように、保護者に連絡を取る。目がうつろになる、ぐったりして顔色が悪いなどの症状があるときは、緊急で受診する。

　水分補給はこまめにして、熱による発汗で失われる水分を補う。症状が熱だけで食欲がある場合は、食事の制限は特にしなくてもよいが、口腔内に発疹や口内炎などがある場合、喉に痛みがある場合は、喉越しの良いもの（雑炊、茶碗蒸し、湯豆腐など）を与えるようにする。

(3) 便秘

　便の水分量が少なくなり、硬くなって数日便通がない状態を便秘とい

う。便秘を解消するためには、生活のリズムを見直し、朝・昼・晩の食事時間を決めることから始める。子どもの便秘は、水分摂取量が少ないことも原因になるので、水分をしっかり取って、適度な運動をすることも大切である。

　幼児の場合、朝起きたら必ずトイレに行き、排便の習慣をつけることも、便秘になりにくくする。食事は、食物繊維の多いものを取り、腸管の蠕動(ぜんどう)運動を活発化させること、乳酸菌の入っているヨーグルトや飲料などを取り、腸内の善玉菌を増やすことなどが効果的であるといわれている。

　また、精神的なストレスなどが原因のこともある。旅行先や、入園・進級の前後など、日常と異なる状態のときに便秘になることがあるので、そのような際には、なるべく落ち着いて過ごせるように配慮をすることが大切である。

3．その他の配慮が必要なケース

　その他、宗教上の理由等で食物を制限するケースもある。国際社会の一員として他国の思想や文化の違いを互いに認めながら、できる限りの範囲で対応をしたいものである。

第3節 保育と食生活

1．食生活の基盤を作る（幼児期の食育）

　幼児期は、将来の食習慣の基盤を作る大切な時期である。食べ物の好みは、ほとんどが経験や学習によって決まってくるので、親が子どもの頃に食べさせてくれたもの、楽しい場面で食べたものなどは好きな食べ物になっていく。空腹で食卓に向かうこと、みんなでいっしょに楽しく

食卓に着くこと、そしてさまざまな食べ物に出合うことで食への興味関心を育みたいものである。

2．家庭との連携

　近年では、朝食の欠食、家族がバラバラなものを食べる個食、一人きりで食べる孤食などが問題になっている。親の食習慣が子どもに影響するともいわれているため、家庭と連携を取りながら必要な食育支援を推進していく必要があろう。しかし、時間的・精神的ゆとりが持てず食生活がおろそかになってしまう家庭、食についての知識や経験が不足している保護者など家庭の食生活のあり様もさまざまである。子どものためとはいえ、一方的に正論を押し付けるようなことはすべきでない。家庭への食育支援は、個々の家庭の事情に応じた方法で進めることが重要である。

【引用・参考文献】

小野友紀『授乳・離乳の支援ガイドにそった離乳食』芽ばえ社、2008年

厚生労働省「授乳・離乳の支援ガイド」2007年

厚生労働省雇用均等・児童家庭局「楽しく食べる子どもに──保育所における食育に関する指針」2004年

菅原園・辻ひろみ・内山麻子・小野友紀・麻見直美・新藤由喜子『発育期の子どもの食生活と栄養』学建書院、2011年

水野清子・南里清一郎・長谷川智子・藤井香・藤澤良知・上石晶子編著『子どもの食と栄養──健康なからだとこころを育む小児栄養学』診断と治療社、2012年

第 **8** 章

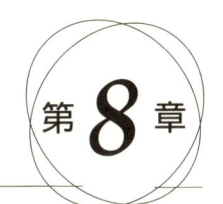

健康状態の評価と
子どもによく見られる症状

加部　一彦

第1節 子どもの健康と健康状態、病気の捉え方

1.「健康」「病気」とは何か

　一口に「健康」と言っても、その捉え方は、時代、民族、地域などによってもさまざまで、「健康」を定義することは容易なことではない。しかし、WHOが世界保健大憲章（1946年）で記したように、「健康」はあらゆる人間の基本的権利の一つであり、人類は長いこと「理想的な健康」を求めてきたことも事実である。一般に、健康は運動・栄養・休養の3つの柱で支えられていると考えられ、そのいずれかが破綻、あるいは破綻に瀕した状態が「病的準備状態」であり、その状態から進んで、具体的な心身の不調あるいは不都合が出現した状態が「病的状態（病気）」である。現代社会では、医療によって改善が望まれる状態が「病気」と捉えられるが、ヒトの健康状態についてどこまでを「正常」とし、あるいはどこからを「異常」とするかも、「健康」同様に簡単には定義することはできず、同じ病気や異常であっても、時代や社会背景によって受け取り方に微妙な差があることに留意する必要がある。

　病気にかかることを「罹患」、病気によって患者の心身に現れるさまざまな個別の状態変化や正常からの変異のことを「症状」と言い、症状が現れることを「発症」と言う。症状には、本人自らが感じることができる「自覚症状」と、検査や診察によって明らかとなる「他覚症状」がある。子どもは、年長児を除き、多くの年齢で自らの状態を適切に説明することができないため、病気の診断に際しては、大人以上に他覚症状の観察とその解釈が重要となる。

図表1　子どもの健康状態の評価基準

小児の成長・発達段階ごとに異なる	新生児：よく飲み、よく眠る
	乳　児：機嫌が良い、よく眠る、顔色が良い
	幼　児：未熟ながらも本人の意思表示がある
健康状態の観察がより重要（客観的評価）	観察項目：顔色、動作、機嫌、食欲など

図表2　健康状態の客観評価の一例（幼児）

体　温（腋窩温）	37℃
脈拍数	90〜120/分
呼吸数	20〜30/分
睡　眠	10〜11時間（昼寝：20分程度）
排　尿	10回/日前後、600〜800ml

（図表1〜16 いずれも筆者作成）

2．子どもの病気の特徴

　心身共に発達途上にある子どもは、成人よりも病気になる機会が多いため、常に健康状態に気を配り、様子を観察することが大切である。中でも、子どもに見られるさまざまな「症状」に注目することが大切で、健康状態を評価する際には、「どのような」症状が「いつ」から「どのように」見られるのかを具体的に整理することが大切である。また、さまざまな症状の中から「急を要する場合」を見落とさないことが肝要であり、例えば非常にポピュラーな症状である「発熱」でも、単に熱の高い低いだけでなく、全身状態をくまなく観察することが必要となる。

　子どもの健康状態の評価基準の例を**図表1・2**に示す。

3．「ぐあいの悪い子」の注意点

　現場で子どもたちを観察するに際しては、基本的な「病気」に関する知識を身につけることが重要だが、それに加えて「なんだかおかしい」という感覚も大切で、「いつもと何か違う」という、言うなれば「直感」が、重大な病気や異常の発見につながることも少なくない。加えて、子どもの観察においては、「機嫌」が大きな指標となる（**図表3**）。例えば、微熱、せき、鼻水、下痢などが多少見られていても、本人の機嫌が良ければあまり心配せずに経過を見ていられることが少なくない一方で、症状は軽微でも、いつもニコニコ明るい子が、今日に限って機嫌が悪く、ちょっ

図表３　主な健康観察項目
・顔色や肌のつやはふだんどおりか ・動作や行動に活気・元気があるか ・表情は生き生きとしているか ・話しかけや呼びかけに対して返事がすぐに返ってくるか ・目覚めは良かったか ・起床後に排尿・排便はあったか ・朝食はとれているか ・服装の乱れはないか

図表４　子どもの病気の特徴
・母親からの移行抗体がなくなる生後５〜６カ月以降は病気にかかりやすい ・免疫など身体を守るしくみが未完成 ・病気の進行が急速（ただし治るのも早い） ・体温調節中枢が未成熟なため、熱が出ると高熱になりやすい ・体重当たりの水分量が多いため、脱水症状を起こしやすい。このため水分補給が重要 ・気管支炎、肺炎、中耳炎、脳炎など合併症を起こしやすい

としたことで泣き続けているなどといった場合には注意が必要だろう。特に、自分の言葉で表現することができずに、「泣く」ことでしか訴えることができない乳幼児の場合は、慎重かつ十分な注意と観察を心がける必要がある（**図表４**）。

　機嫌以外にも、身体の熱感（体熱感）、息づかい、食欲も重要な判断指標となる。子どもの額や身体に触れていつもより熱い、または顔面が紅潮している際には、積極的に検温を行う。咳や鼻水だけの「軽い風邪」と思われていても、急に呼吸状態が変わってしまうことも少なくない。急性喉頭炎（クループ、犬が吠えるようなせきをする）、喘息発作（ゼーゼー、ヒューヒューという呼吸音）に見られる呼吸音の変化や鼻翼呼吸（小鼻をピクピクと動かす）、陥没呼吸（肋間や喉がペコペコへこむ）に注意が必要である。病気を治し、健康を回復させるためにも、食事は重要な要素であり、食欲は子どもの健康状態を知るうえで重要な観察点である。食事の摂取量だけでなく、食事中の様子などにも注意を払い、特にわずかな水分の喪失でも脱水に陥ってしまう乳幼児では、十分な水分が摂取できているのか注意が必要である。

　また、最近は食物アレルギーを有する子どもが増えている。あらかじめ、保護者と十分な情報交換を行い、正確な情報を知ることに加え、集団保育の場では、他の子どもの食べ物を取って食べたり、落ちている食べ物を口にさせないといった配慮も必要となる。

「排泄物」の観察も欠かせないポイントである。嘔吐、下痢がある場合には、その回数、吐物（胆汁や血液の混入していないか）や下痢便（水様、泥状、血液混入など）の様子を観察するほか、排尿の回数、尿量、色、臭い、排尿時に痛みを訴えるかなどに注意する。

第2節 子どもによく見られる症状

「異常」や「病気」の発見は、「症状」の観察から始まることがほとんどであり、一つの症状を落ち着いて観察し、「どんな」症状が、「どのように」見られるのかを整理し、適切に伝えられるように、また、日頃から「ふだんとどこが違っているのか」を表現するための工夫を怠らないように心がけたい。

1．発熱

人間の体温は、「体温調節中枢」の働きによって、おおむね37℃前後に維持されており、「体温が上昇する」のはなんらかの原因がある。「発熱」の原因として最も多いのが、細菌やウイルス感染に対して免疫系細胞から出されるサイトカイン類（インターロイキン、インターフェロンなど）やプロスタグランジンが体温中枢に直接・間接的に作用し、体温が上昇する場合である。「発熱」はもともと身体の防御反応の一つと考えられ、子どもは成人よりも高熱を発しやすい傾向にあるが、体温調節が未完成の子どもであっても、通常は生命に危険が及ぶ温度（42℃以上）まで上昇することはないとされる。発熱への対処法は「冷やす」ことと「水分補給」が基本であり、いずれも皮下を太い血管が走行している首筋、脇の下、大腿部の付け根を冷やすと効果的であるが、冷却による解熱効果は限定的であり、ときに解熱剤の投与が必要となる。解熱剤は体温調節中枢に作用し、一時的に熱を下げる効果を持つが、薬によって「平熱にす

る」ことはできないことと、子どもに使える解熱剤は限られている（アセトアミノフェンとイブプロフェンの2剤のみ）ことに注意が必要である。解熱剤の使用目的は，解熱の効果により子どもの安静を保ち、水分を摂取しやすくすること、眠れるようにすることであり、併せて十二分な水分補給が不可欠である。解熱剤を使ったほうが「有熱期間」が長くなるとする報告もあることから、最近、小児科領域では以前に比べて、解熱剤の使用は抑制的になっている。

　子どもに見られる発熱の原因の大部分が感染症である（図表5）。子どもの集団保育においては、感染症の流行防止の観点からも、発熱している児の扱いが問題となる。図表6に、発熱があっても手段保育が可能と考えられる状態を示す。

　発疹が見られるなど感染症が強く疑われる場合には、ときに児を別室

図表5　発熱の見られる主な病気

主として細菌やウイルス感染によるもの	かぜ症候群、プール熱、ヘルパンギーナ、気管支炎、肺炎、細気管支炎、扁桃炎、咽頭炎、中耳炎、おたふくかぜ、突発性発疹、はしか（麻疹）、溶連菌感染症、風疹、尿路感染症、急性胃腸炎、白色便性下痢症、髄膜炎、脳炎、脳症など
その他の原因によるもの	腸重積、腸閉塞、虫垂炎、腹膜炎、川崎病、食中毒

図表6　保育が可能な状態

- 前日38℃を越える熱が出ていない
- 24時間以内に38℃以上の発熱がない
- 熱が37.5℃以下、かつ「元気があり機嫌がいい」「顔色がいい」
- 食事や水分が取れている
- 排尿の回数が減っていない
- 発熱に伴う発疹が見られない
- 咳や鼻水などの症状が悪化していない
- 24時間以内に解熱剤を使っていない

図表7　発熱時の対応

- 水分を十分に取らせる
- 適宜熱を測り、症状の変化を観察・記録する
- 熱が上がりきったら衣服を緩めて涼しくする
- 汗をよく拭き、こまめに着替えさせる
- 食欲があるときは消化の良いものを食べさせる
- 発熱時には入浴は控えるが、身体の清潔を心がける
- 嫌がらなければ身体を冷やす
- 発熱時には外出はせずに、室内で静かにすごす
- 薬は正しい量・回数で使用する

図表8　注意すべき発熱

- 生後3カ月までの乳児が38℃以上の発熱をした場合
- 39℃以上の発熱が5日以上続く場合
- 熱が上下を繰り返す場合、上がりっぱなしの場合
- 熱が高く、水分があまりきちんと取れていない
- 機嫌が悪くグズグズしている、食欲がないなど、いつもと違う様子が見られる
- 発熱以外にも重い症状がある（呼吸が苦しい、何度も嘔吐を繰り返す、心臓がドキドキするなど）

に隔離することも必要となる。発熱時の対応を**図表7**に示す。

　感染症以外の発熱の原因として重要なのが「環境温（気温）が高すぎて体温調節がうまくいかずに急激に体温が上昇する状態」すなわち「熱中症」である。最近は地球温暖化の影響もあり、わが国でも極端な気温の上昇が記録されているが、熱中症による発熱は体温調節中枢が麻痺してしまうため、生命を維持できる限度（42℃以下）を越えて体温が上昇することがあるばかりでなく、解熱剤は無効であり、直ちに水分摂取と身体全体の冷却を行う必要がある。また、脱水症に陥りやすい子どもたちは、高齢者同様、熱中症のハイリスクグループであり、熱い日中に戸外に出たり、運動をする際には十二分な注意が必要である。

　必ずしも「熱が高い」だけですぐに受診する必要はないが、問題は「熱の高さ」だけでなく、顔色や活気・元気など全身状態をよく観察することであり、「顔色が悪く、苦しそう」「小鼻がピクピクしていて呼吸が速い」「意識がもうろうとしていて、話しかけに応じない、すぐに眠ってしまう」などの場合には、直ちに対処する必要がある。**図表8**に注意すべき発熱を示す。

　中枢神経が未発達の小児、特に6歳未満の児が発熱時にけいれんを起こすことがあり、これが「熱性けいれん」と呼ばれる状態である。熱性けいれんのみで生命が危険にさらされることは少ないが、「熱性けいれん」を起こした経験がある子どもでは、あらかじめけいれんが起こったときの状況や前駆症状の有無、発熱・けいれん時の連絡先、対応などについて保護者に確認しておく必要がある。

2. せきが出る、息苦しい、ゼーゼーする

　気道内に分泌物（喀痰）や異物があると、それを排出するために反射的に「せき」が出る。これは空気の通り道である気道の閉塞を防ぐためであり、せきも身体を守るための反射の一つである。

　分泌物などによって気道が狭くなると、息を吸うときや吐くときに、

「ゼーゼー」「ヒューヒュー」という呼吸音が聞こえるが、これを「喘鳴（ぜんめい）」という。気道（喉頭〜気管支）が腫れて狭くなったり、分泌物（喀痰）や異物などで狭くなったり、閉塞して十分な空気の出入りができなくなる状態が「呼吸困難」で、「肩で息をする」「小鼻をピクピクさせて呼吸数が多い」「顔色が青白い」「肋骨と肋骨の間（肋間）が呼吸の度にへこむ（陥没呼吸）」「息が苦しくて横になれない（起坐呼吸）」等、状態に応じて「息苦しさ」の程度はさまざまである（図表9）。せきは主に呼吸器感染症の症状として見られることが多いが、気管支喘息や気道異物でも激しいせき込みが見られることがあり、注意が必要である（図表10）。

子どもが泣いたり動いていると、激しくせき込んだり、せきが止まらなくなってしまうことがあるため、せきが出ている場合には、可能な限り安静を保ち、水分を通常よりも多めに与えて、たんを切りやすくするとよい。乳児は縦抱きにしたほうが呼吸が楽になる。せき込んだ場合には前かがみの姿勢をとらせて、背中をさすったり、軽くトントンとタッピングを行う。寝かせるときには、上体は起こして、室温を一定に保ち、

図表9　注意すべき呼吸状態
- 呼吸が速い（多呼吸）
- 肩を上下させている（肩呼吸）
- 胸や喉が呼吸の度に引っ込む（陥没呼吸）
- 息苦しくて横になれない（起坐呼吸）
- 小鼻をピクピクさせている（鼻翼呼吸）
- 吸気よりも呼気が長い（呼気の延長）
- 呼吸の度に喘鳴が聞こえる
- 走ったり動いただけでもせき込んでしまう

図表10　せきが見られる主な病気

呼吸器の感染症によるもの	急性咽頭炎、気管支炎、肺炎、はしか（麻疹肺炎）、細気管支炎、百日ぜき
その他の原因によるもの	気管支ぜんそく 異物が喉に詰まった

図表11　せきが出る、息苦しい場合の受診の目安

時間外でも受診したほうがよい場合	・急に熱が上がり、息づかいが荒くなる ・胸がゼーゼー、ヒューヒューして呼吸困難を起こしている ・犬の遠吠えのようなせきが出る ・喉に何か詰まったように、突然激しくせき込む ・一日中激しくせきが出て、飲んだり食べたりできない ・吐いてぐったりしている ・唇が紫色になり（チアノーゼ）、呼吸が困難 ・肩で息をし、胸がへこむほど苦しそう
できれば受診したほうがよい場合	・せき以外の症状（発熱・鼻水・下痢・嘔吐など）があるが、元気 ・せきは出るが眠れている ・せきが長引いているが元気がある

乾燥を避ける工夫が必要である。たばこの煙は激しいせき込みを招く恐れがあり、せきをしている子どもがいる前では喫煙は避け、部屋の換気を心がけ、適宜新鮮な空気を入れるが、急激な室温の変化が生じないように注意する。また、こまめに清掃を行い、部屋を清潔にしてほこりをためないことも大切である。食欲があれば、喉ごしのいいメニューを少しずつ、むせないように注意しながら与えてみる。

せきが出ていても、発熱が見られない、呼吸困難がない、呼吸数は正常、機嫌良く元気もある、食欲があり、水分もよく取れているなどという場合には集団保育も可能であるが、少しでも「息苦しさ」が見られる場合や、激しくせき込みが続く場合には、受診が必要である。図表11に受診のめやすを示す。

3．吐き気、嘔吐

「嘔吐」とは食べ物などが胃から口の方へ逆流してくる現象で、毒物や身体が受けつけない物を身体の外に出して身体を守る反射の一つであるほか、乗り物酔い、高温・閉所などの環境、恐怖などによる極度の緊張・ストレスでも見られる。

子どもの嘔吐の大部分は、口から入った細菌・ウイルスによる急性胃腸炎によるもので、下痢、腹痛、発熱を伴うことが多い。乳児期早期には先天性肥厚性幽門狭窄症や、6カ月前後の児には腸重積が見られることがある。胃腸炎のほか、髄膜炎や脳腫瘍などの疾患でも嘔吐が見られることがあり、嘔吐以外にも症状がないかどうかの見極めが大切である。図表12に、吐き気・嘔吐が見られる主な疾患を示す。嘔吐が見られた場合には、「せき込んで吐いた」「吐き気があった」など「何をきっかけ

図表12　吐き気・嘔吐が見られる主な疾患

主として感染が原因となる場合	風邪、急性胃腸炎、髄膜炎、脳炎、急性脳症
その他の原因によるもの	腸重積、神経性おう吐症、周期性おう吐症、脳内出血、噴門弛緩症、食中毒、乳糖不耐症、幽門狭窄症など

に嘔吐したのか」を確認する。頭を打った後に嘔吐を繰り返す場合や、意識がぼんやりしている場合には、大至急、脳外科のある病院の受診が必要である。

　吐き気や嘔吐があると、身体から水分が失われるだけでなく、水分摂取もできなくなってしまうことが少なくない。スプーン、スポイト、ストローなどを使って，少量ずつ頻回に水分補給を行う。幼児の場合は、小さな氷をなめさせてもよい。水分としては、イオン飲料や麦茶などを飲ませるが、柑橘系の果汁は嘔吐を招きやすい。吐いたあとは、白湯を飲ませるなどして口の中をきれいにし、吐き気が止まらないときは、縦抱きにするなどして、吐いたものを喉に詰まらせない姿勢をとる。吐き気が強い場合には離乳食は無理して食べさせないが、脱水を見落とすことがないように、尿の回数・量、子どもの機嫌、皮膚の張りなどを注意する。

　胃腸炎による嘔吐の場合には、吐き気止めは不要で、5ml/回前後の少量の水分を、スプーンやスポイトでゆっくりと繰り返し根気よく飲ませる。スポーツドリンクは、ナトリウム濃度が低く、中等症以上の脱水には効果がないほか、糖分も多く含まれるため、それだけを与えるのは適当ではない。乳児の場合、母乳はそのまま与えてよい。ミルクを薄めて与える必要はない。

　嘔吐後に口の中に吐物が残っている場合には、見えている物は取り除き、うがいのできる子にはうがいをさせる。次の嘔吐がないかどうか様子を見ながら、寝かせるときは、吐物を吸い込まないように身体を横向けに寝かせるとよい。嘔吐後30分ぐらいしても吐き気が見られなければ、水分を少量ずつ、様子を見ながら与えてみる。嘔吐の原因として、最近は感染力の強いウイルス感染が多いため、嘔吐物の処理には十二分な注意が必要である。図表13に、吐き気や嘔吐が見られる場合の受診のめやすを示す。

　激しい嘔吐を繰り返すなど、ウイルスや細菌感染による胃腸炎が原因

図表 13　吐き気・嘔吐が見られる場合の受診の目安

至急、対応が必要な嘔吐	・高熱が出てぐったりし、意識障害がある ・嘔吐の回数が多く、顔色が悪い ・元気がなく、ぐったりしている ・水分が摂取できない ・明らかな血液や「コーヒー残渣様」のものが吐物に混じている ・頻回の下痢や、便に血液が混じている ・10〜30分の間隔で激しく泣き叫び、いちごジャム状の血便が出る ・高い発熱や強い腹痛を伴う ・頭を強く打ったあとに吐く ・尿が半日以上出ていない、目が落ちくぼんでいる、唇や舌が乾いている、皮膚に張りがないなどの脱水症状が見られる
受診したほうがよい場合	・立て続けに吐いて、ぐったりしている ・授乳のあと、噴水のように吐く ・くしゃみ、鼻水、鼻詰まり、発熱などの症状を伴っている ・嘔吐と下痢だけが続く ・尿や便の回数や量が少なく、体重がなかなか増えない
様子を見てもよい場合	・吐いていないときは、比較的元気 ・軽い嘔吐・吐き気程度で、ほかに変わった様子がない

と思われる場合には集団生活は不適当で、流行防止のために手洗いの徹底や吐物の処理に細心の注意を払う必要がある。ウイルス性胃腸炎は感染力が強いため、手洗い、消毒を徹底するように、家庭にも消毒方法を伝える。

4．下痢

「下痢」とは便の水分が多い状態で、通常は排便回数も増加する。子どもの下痢の多くはウイルス（ロタウイルス、ノロウイルスなど）や細菌（大腸菌、サルモネラ菌）などによる感染症で、感染性下痢症の発症には季節性がある。

ウイルス性下痢症では、下痢に先立って嘔吐が見られることも多い。便は水様で、薄い黄色〜白色の便が一日に数回〜数十回出ることもあり、早くから脱水症に対する注意が必要となる。細菌性下痢症では粘血便が

見られることがあるほか、嘔吐、発熱、激しい腹痛を伴うことが多い。食物アレルギーによる下痢では、食後に嘔吐やじんま疹が出現し、その後に血便が見られることが多い。特に、同じ食材を食べたときに同じ症状が出るときは、アレルギーが疑われる。

　下痢をしている場合には水分補給を第一に考え、水分を十分に与える。飲み物は冷たいものを避け、室温程度の飲み物を与える。母乳やミルクは、いつもどおりに与えてかまわない。下痢をしていると、おむつかぶれが生じやすいため、おむつはこまめに交換し、新しいおむつを着ける前には、尻をよく乾かす必要がある。その際に、尻の皮膚を刺激しないように、拭き取るよりも洗い流すように注意する。洗った後は乾いたタオルなどでよくぬぐって皮膚を乾燥させ、ただれを防ぐようにする。

　下痢便の中にはウイルスや細菌が排泄されており、感染源となるため、おむつ交換の後は必ず手洗いと手指消毒が必要である。

　下痢の回数が多い場合には、食事を中止し水分補給のみ行う場合もあるが、その際には必ず医師の指導を受ける必要がある。嘔吐がなく、口から水分を取ることができる場合には、イオン飲料や麦茶を与えて水分補給を行う。食事が取れる場合には、消化吸収の良い食事（おかゆ、野菜スープ、煮込んだうどんなど）を少量ずつゆっくり食べさせる。油っぽい料理、糖分を多く含む菓子や料理、香辛料の多い料理や食物繊維を多く含む食事（ジュース、アイスクリーム、牛乳、ヨーグルト、肉類、脂肪分の多い魚、芋、ゴボウ、海草、豆類など）は適当でない。**図表14**に下痢が見られるときの受診の目安を示す。

5．便秘

　大腸内部に便が滞留し、排便が困難な状態が「便秘」で、一般に排便が順調にいかずに、苦痛を伴うことも少なくない。便秘の原因は子どもの年齢によっても異なるが、食事（水分不足）、運動不足の他に、乳児の場合には、食事の変化によって生じることもある。

乳幼児期は、排便に必要な括約筋、腹筋の力が弱いほか、腸管の動き（蠕動）が悪い、水分摂取が十分でない、本人が排便を我慢することによるリズムの変調、などが便秘の原因となる（図表15）。

　一般に便秘が続くと、機嫌が悪い、おなかが張って苦しい、食欲がない、おなかが痛い、吐く、いきんで苦しそう、などといった症状が見られ、便が硬い場合には、排便時に肛門が切れて出血したり、便に血液が混じることがある。

　便秘が続く場合には、まず、おへそを中心に「の」の字を書くように腹部のマッサージを行い、肛門周囲を軽く押してみる、湿った綿棒を肛門に入れて軽く動かしてみる、などして肛門の刺激を試みる。食事療法として摂取水分量の見直し（子どもは成人よりも多くの水分を摂取する必要がある）、食物繊維の多い野菜、海草類、果汁（柑橘系のものが良い）、マルツエキス（麦芽糖）などを与える。必要に応じて浣腸を行うが、緩下薬、浣腸はどうしても便が出ず、おなかが張って苦しいときなどの最後の手段と考える。

図表14　下痢が見られる場合の受診の目安

急いで受診が必要な場合	・機嫌が悪く、食欲がない ・発熱や嘔吐、腹痛がある ・水分を受け付けない、水分を取れない ・唇や舌が乾いている、尿が少ない、半日以上出ない、色が濃いなどの脱水症状が認められる ・下痢と嘔吐を繰り返している ・米のとぎ汁のような水様便が出る。血液や粘液、黒っぽい色の便が出る
受診したほうがよい場合	・いつもより便が緩く、回数が増えている ・不機嫌で、食欲が落ちてきた ・下痢が1週間以上続いている ・便に多少の血が混じって、酸っぱい臭いがする

図表15　便が出ない主な原因

食事性の便秘	偏食による便秘 母乳不足による便秘
症状として便秘が見られる場合	肛門裂傷 肥厚性幽門狭窄症 ヒルシュスプルング病 （先天性巨大結腸症）

図表16　頭痛、腹痛の注意点

・いつから痛んでいるか
・どこの場所が痛むのか
・痛みは時間とともにひどくなっているか、良くなっているか
・痛みは持続的か、周期的か
・痛みを感じるのは食事と関係があるか
・「おなかを触ると痛がる」「おなかが板のように硬い」ことはないか
・嘔吐の有無
・排便の有無と便の様子
・頭痛や腹痛以外の症状（発熱など）

6．頭が痛い、おなかが痛い

　子どもが頭痛や腹痛を訴えることは珍しいことではないが、一般に、「痛みを訴えることができる」のは3歳、「どんな痛みなのかを伝えることができる」のは5歳くらいからであると考えられ、「頭が痛い」「おなかが痛い」と訴える場合でも、頭やおなか以外の痛みがあることも念頭に対応する必要がある（図表16）。

　「頭が痛い」と訴える場合、脳自体は痛みを感じないので、その痛みは頭蓋内・外の刺激や痛みによって生じていると考えられる。「どこ」に「どんな」痛みを感じているのかを理解することが大切で、例えば頭部外傷、脳内出血（くも膜下出血など）や脳腫瘍などに合併して生じる頭痛など、命に関わることが多く、緊急対応が必要となることもある。「頭痛」に対しては、何よりも安静が第一で、頭を軽く持ち上げて寝かせたほうが楽になることもある。大きい子どもに見られる片頭痛は、一寝入りしただけで治まることも多い。意識障害が疑われる（話しかけても反応が鈍い、すぐにうとうとと眠り込んでしまうなど）、けいれんや手足などに麻痺がある場合、嘔吐や「物が二重に見える」など目の症状がある場合には、緊急の対応が必要である。

　腹痛は、発熱と並んで子どもによく見られる、ありふれた症状の一つだが、ときに緊急度を見極めることが難しいこともあるため、顔色や表情、姿勢、歩き方などの観察が大切である。「うつぶせや身体を丸めてお腹を抱え動こうとしない」「足をおなかに引きつけて泣いている」「歩けない、歩こうとしない」「前かがみになって、ゆっくり歩いている」等といった行動が見られる場合には要注意である。腹痛を訴えても、しばらくすると何事もなかったように遊び出すことを繰り返している（反復性腹痛）場合には、生活のストレスなど精神的原因を考える必要もある。

　子どもの腹痛の原因として「便秘」は重要で、特に「食後に強くなる腹痛」で左下腹部の痛みがある場合、家族が「毎日排便がある」と言っ

ている場合でも便秘であることもあり、可能であれば本人に直接確認する。腹部以外に原因がある腹痛もあり、例えば、鼠径ヘルニア、水腎症などの病気でも「おなかの痛み」を訴えることがある。2週間以上にわたって繰り返し腹痛を訴える「反復性腹痛」が5～15歳の子どもの10～15％に見られるとも言われているが、腹痛の原因を考える際には、子どもを取り巻く環境要因（ストレスなど）も考慮する必要がある。

　腹痛に伴って便に血液が混じる血便が見られることがあるが、「健康な子ども」が下血することはなく、「下血」は身体の中の異常を示す重大なサインである。ただし、食べ物（果物や野菜）、薬物（抗生物質、サプリメントなど）の影響で、あたかも血液が混ざっているように見えることがあるので、「本当に出血（下血）なのか」を見極めることが大切である。

7．ぐったりしている（ショック症状）

　なんらかの原因で急激に血圧が低下（血液の流れが悪くなる）し、酸素が全身に行き渡らなくなった状態が「ショック（shock）状態」で、そのまま放置すれば全身の臓器が酸素不足に陥り、最終的には死に至るたいへん危険な状態である。ショックには、下痢や脱水、大量出血などによって循環する血液の量そのものが減ってしまった場合のほか、食物やハチ毒などによるアレルギー反応や細菌の全身感染により血管が拡張し、体液成分が血管の外に漏れ出してしまう場合、主としてウイルス性の心筋症によって心臓のポンプ機能が悪いために生じる場合などがある。

　ショック状態に陥ると、意識障害（ぼーっとしている、呼びかけに反応がないなど）、浅くて速い呼吸、心拍数が増えている、手足が冷たい、手足の色が悪いなどの症状が見られる。「ぐったりしている」ことがすなわち「ショック」ではないが、子どもでは「元気や活気のなさ」が病気の軽重を表していることが少なくないことから、いつもの日常と違って「ぐったり」していると感じられる場合には、ショックの前駆状態（プレ

ショック）の可能性もあるため、早めに受診をする必要がある。

　最近は食物アレルギーによってアナフィラキシーショックを起こす子どもが珍しくなくなっている。「アナフィラキシー」は、食物、薬物、ハチ毒などが原因で起こる「即時型アレルギー反応」で、全身に症状が出るが、ときに血圧低下によるショック状態に陥る（アナフィラキシーショック）ことがある。特に子どもでは食物（卵、牛乳、小麦、ピーナッツ、大豆、そば、甲殻類など）が原因となることが最も多い。アナフィラキシーを発症しやすい子どもたちは、家庭だけでなく、保育施設、学校、医療機関の連携が不可欠で、症状が軽くとも、抗アレルギー剤やステロイド剤の内服が必要なことがあるため、日頃から食物アレルギーの有無・程度や緊急時の対処法を確認しておく必要がある。

　食物アレルギーに対する対応マニュアルが日本小児アレルギー学会、保育所におけるアレルギー対応ガイドラインは厚労省のホームページに掲載されているので参照してほしい。

【参考文献】
　厚生労働省編「保育所におけるアレルギー対応ガイドライン」http://www.miyazaki.med.or.jp/ken-ishikai/kouhou/gaidorainn.pdf
　日本小児アレルギー学会編「食物アレルギー診療ガイドライン2012ダイジェスト版」http://www.jspaci.jp/jpgfa2012/

第 **9** 章

子どもによく見られる
病気の対処と予防

岩間　正文

第1節 ウイルス感染症

　子どもは臓器の機能が未熟で免役能が弱いため、よく病気にかかる。急性の疾患が多いが、体質に基づく慢性病もある。病気をしながら抵抗力をつけ、たくましく成長していく。主要な病気の知識を持ち、対処の仕方を心得なければならない。いつも体調を管理し、予防することが大切である。

1．風邪症候群

　上気道の炎症疾患（鼻炎、咽頭炎、扁桃炎、喉頭炎）を総称して、風邪症候群という。最も身近でありふれた感染症である。鼻汁、咳嗽、咽頭痛、発熱が見られる。原因はウイルスで、200種類に及ぶ。一般に軽症で早く治るが、こじらせると気管支炎や肺炎へ進む。

　かかったら安静にしてゆっくり休む。幼児は自覚しないので、横にならなくても室内にいるだけでよい。室温は18〜22℃、湿度は50〜60％を保つ。部屋を閉め切ると空気が汚れるから、ときどき窓を開けて換気する。熱がなければ入浴してかまわない。身体が芯から温まり、新陳代謝が高まって回復を促す。

　完全な予防法はないが、日常生活上の配慮は有意義である。ウイルスが活動する人混みは避けたい。外出する際は保温に気を配る。マスクは鼻と喉の湿り気を保持し、つばやくしゃみによる飛沫感染を防ぐ。帰宅したらうがいをして、流水で手のひら、甲、指の根元、手首を丁寧に洗う。規則正しく暮らし、夜は熟睡する。

2．インフルエンザ

　いきなり高熱が出てぐったりし、頭痛、腹痛、手足の関節痛を訴える。

合併症は多くの場合、熱性けいれん、中耳炎、肺炎、脳症などである。普通の風邪とは別枠で扱う。流行性が強くて、毎年3学期が始まるころから2月中旬までがピークである。A型が最初にはやり、B型が続く。喉と鼻から粘液を取り、迅速検査をして診断をつける。

熱の出始めは悪寒がするから温め、上がり切ったら涼しくする。太い血管が走る首や鼠蹊部を冷やす。水分は必須で、お茶のカテキンはウイルスを抑える。家庭内隔離して別室で過ごす。抗ウイルス剤（タミフル、リレンザ）は、発病後48時間以内で効果を示す。

予防は風邪に準ずるが、ワクチンが有力な手立てである。不活化ワクチンを4週間隔で2回、年齢に応じた量を接種する。ウイルスは年々変化するため、効果は確実でなくても重症化を阻む。副反応は少ない。鶏卵が素材であるから、卵アレルギーの場合は接種を控える。

3．急性気管支炎・肺炎

ウイルスやマイコプラズマが気管支粘膜に炎症を起こす。主要な症状は咳嗽である。初期はコンコン乾いたせきだが、後半はたんがたまってゴホンゴホンの湿ったせきになる。空気の通り道の気道が狭いと、喘息のようにゼロゼロ、ヒューヒューいうが、呼吸困難はない。RSウイルス感染症に注意すべきである。3歳までにほとんどの子がかかる。6カ月未満では気管支の奥まで進み、呼吸数が増え、チアノーゼを来す。

気道の湿度を高める工夫が欠かせない。やかんの湯を沸かしたり、風呂の湯をかき混ぜたり、加湿器を利用する。横になって休むと、たんは沈んで流れないから、上半身を立てる。呼吸数が1分間に60回を超えては危うい。病医院で吸入処置を受ける。

炎症が気管支の先、ガス交換する肺胞へ及ぶのが肺炎である。胸部レントゲン写真を撮って診断する。最近は軽症化し、対処法は基本的には気管支炎と変わりない。

気管支に生える細い繊毛は、微生物を巻き込んで体外へ除く。乾燥し

たら働きが落ちる。マスクは保湿・保温に役立つ。風邪をひいたら早く治すことが肝要である。

4．胃腸炎

　寒季に多発して、インフルエンザに次いで話題性が高い。初冬は、ノロウイルスが幼児から学童にはびこり、嘔吐を繰り返す。晩冬はロタウイルスが活動し、生後数カ月から5歳未満の乳幼児がかかる。噴水状に嘔吐した後、白っぽい水様便が出る。発熱したり、けいれんを起こすこともある。両ウイルスは100個以下の少量でも感染し、潜伏期は1～3日である。年齢が低いほど細胞外液が多いから、脱水を来しやすい。大泉門は凹み、皮膚の緊張は落ち、尿量は減る。

　嘔吐したら、しばらく絶食して胃腸を休める。脱水を防ぐため、電解質を含むイオン飲料を少量ずつ与える。喉が渇いて欲しがるが、大量に飲ませると嘔吐を誘う。食事を再開するときは、うどん、おかゆのような消化しやすいものが適切である。吐物や便は、手袋、マスク、エプロンを付けて除き、ビニール袋に入れて処理する。消毒は塩素系希釈液で行う。尿が出なくなったときは、医療機関で点滴をする。

　ロタウイルスにはワクチンがあり、2カ月から受けられる。毒力を弱めた液体を4週間隔で2回、注射でなくスポイトで飲ませる。予防したり重症化を防ぐことができる。

5．夏風邪

　高温多湿期にはやる小児特有の風邪である。皮膚、口腔粘膜、腸管に病変が見られ、発熱が中心症状で、せきや鼻水はない。ヘルパンギーナは、コクサッキーウイルスが喉に付き、小さい水疱が現れて痛む。咽頭結膜熱は、咽頭炎に加えて結膜炎を起こし、白目が充血して目やにが出る。その原因はアデノウイルスである。プールでうつるのでプール熱ともいう。手足口病は名前のとおり手のひら、足の裏、口内に水疱ができ

て、口の中だけ痛い（写真1）。

　特効薬はないから、安静を心がける。脱水を防ぐために、薄いお茶やイオン飲料は欠かせない。口内が染みたら、プリン、豆腐など刺激性が少ない食物を与える。熱が下がり水疱が消えても、ウイルスは3～4週間は便に排出されるが、伝染性は低い。全身状態が回復すれば、集団生活をしてよいだろう。

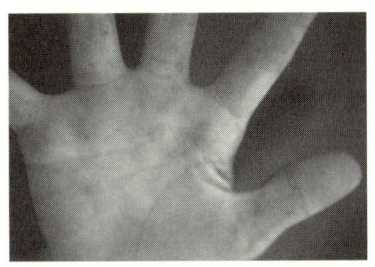

写真1　手足口病（手のひらの発疹）

　ワクチンはない。食事前やトイレの後は必ず手を洗う。タオル、ゴーグル、洗面器を共有しない。体調不良のときはプールに入るのを控える。

第2節　発疹性疾患

1．麻疹（はしか）

　ウイルスの飛沫感染でうつる。潜伏期は10～11日である。3～4日は発熱、せき、くしゃみ、目やになどの感冒性症状が続く（カタル期）。頬粘膜にコプリック斑という白い斑点が見られる。いったん体温が下がったあと再びより高い熱が出て、小さい紅色の発疹が顔から下に向かって出現する（発疹期）。数日後に解熱して、皮疹は紫色の色素沈着に変わる（回復期）。肺炎、中耳炎、脳炎などを合併する。

　熱は1週間以上持続して、つらい感染症である。発疹性熱性疾患では、伝染力は最も強い。園で患者が出た際は、他児に緊急に抗体のガンマグロブリンを打って集団発症を防ぐ。病児にはできるだけ快適な環境を作る。むやみに温めたり厚着させては苦しくなるばかりである。

　ワクチン以外に予防手段はない。1歳になったら、風疹との混合ワク

チンを最優先で接種する。1回のみでは根絶は困難なため、追加する。副作用として熱や発疹が現れることもあるが、軽度である。

2. 風　疹

　潜伏期は2週間で、発熱と同時に顔面、胴体、さらに手足まで淡紅色の発疹が広がる。首のあたりや後頭部のリンパ節が腫れる。3～4日後に斑点は消え、痕跡を残さない。軽症なので、俗に「三日はしか」というが、原因は明らかに別のウイルスである。血小板減少症、脳炎を合併する。妊娠初期にかかると、目や心臓の先天性奇形児が生まれる。

　治療薬はない。おいしいものを食べて休む。平熱なら入浴できるし、発疹が消失すれば登園・登校して支障ない。ワクチンは、1歳、入学前1年の2回打ち、予防を徹底する。流行が抑えられ、ウイルスと接触する機会が少ないため、抗体の上乗せが必要である。

3. 水痘（水ぼうそう）

　麻疹に次ぐ伝染性で、潜伏期は2週間である。頭部、髪の生え際に虫刺されのような丘疹が現れ、水疱に変わり（**写真2**）、1日以内に全身に広がる。数はばらつく。熱は高くないが、非常にかゆい。数日で黒いかさぶたに変化する。さまざまな形態の皮疹が身体各所に混在するのが特徴である。1週間ほどで全てかさぶたになり、はがれて治る。ウイルスは神経の根元に残り、後年、体調不良時に帯状疱疹として発病する。そのときはかゆくはなく、痛みを感じる。

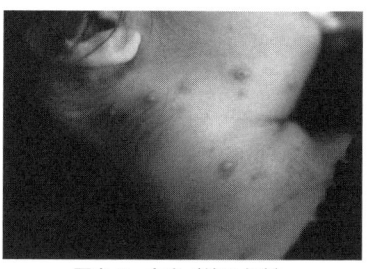

写真2　水痘（首の水疱）

　かくと水疱が破れ、細菌が感染するから、爪は切っておく。入浴はタオルでこすらず、ぬるま湯のシャワーで済ませる。座浴でもよい。白血病やネフローゼ症候群の治療中では重症になる。早めに抗ウイルス剤を

使用することが望ましい。

ワクチンは皮下に打つ。本来重病児を対象に作ったため、含まれるウイルス量は少ない。接種してもかかることがあるが、軽症で治る。副反応はない。集団生活する幼児・児童には、ワクチンは必要である。

4．突発性発疹

ヒトヘルペスウイルス6型と7型が原因である。生後6カ月から2歳までの乳幼児がほとんど発病する。母体から受けた免疫抗体が切れ、最初に発熱した病気の半数を占める。39℃台の高熱が3日間続くが、全身状態は比較的よく、せきや鼻水はな

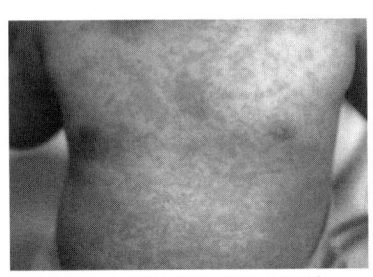

写真3　突発性発疹（胴体の発疹）

い。解熱する4日目に顔面と体幹に細かいバラ色の発疹が出現して診断がつく（**写真3**）。手足には出ない。皮疹は痕を残さず消える。下痢や熱性けいれんをしばしば併発するが、良性である。家族内感染、地域での流行はない。

発熱時は風邪と同様に休み、入浴を控える。元気なら解熱剤は用いない。けいれんを起こしても慌てず観察する。衣服を緩め、顔を横に向けて安静を保つ。3分以内で落ち着き、後遺症はない。感染経路は不明で、予防法はなく、2度かかることがある。

5．溶連菌感染症

春と秋に、3歳から低学年児童に多発する感染症である。溶血性連鎖球菌という細菌に起因する。熱が出て喉が痛み、嘔吐する。喉の奥の粘膜が顕著に発赤し、舌はイチゴのようにざらついて赤い。首のリンパ節は腫れる。身体一面に粟粒大の細かい紅斑が認められる。かつては猩紅熱と呼ばれたが、抗生物質の進歩で軽症化した。発疹は現れないことも

あり、現れても薄い。熱が下がるころ、手足の皮膚がむける。2～3週後に腎炎、紫斑病を起こすことがある。

　抗生物質が有効である。服用して1日後にも解熱し、伝染力は落ちる。状態が良ければ、集団生活して差し支えない。合併症を防ぐために、薬剤はしっかり飲むべきである。まぶたがむくんだり、尿量が減るとか尿がコーラ色になったときは、尿と血液の検査を受ける。

　溶連菌はいくつもの種類があり、二度なし病ではない。流行時は手洗いとうがいをする。家庭内で発病した場合は、きょうだいは抗生物質を内服することを勧める。

第3節　アレルギー

1．食物アレルギー

　食後に、湿疹やじんま疹、せき込み、下痢などの不快な症状が起こる。乳幼児の約10％に見られる。30分～数時間後に出る即時型と、3日以内に現れる遅延型がある。原因の食物（抗原、アレルゲン）はたんぱく質が多い。卵白、牛乳、小麦が3大抗原で、大豆と米が続く。防御する抗体の免役グロブリンE（IgE）を作りやすい体質と、消化管の未熟性が理由である。たんぱく質をアミノ酸に分解できない。中でも、血圧が下がって息苦しく、ショックを招く重い症状は、アナフィラキシーという。

　皮膚の発疹には、かゆみと炎症を抑える外用薬を付ける。呼吸器症状には吸入薬を使う。アナフィラキシーの緊急時は、足を少し高くして、水平に寝かせる。吐いたものが詰まらないように、顔を横向けにする。血圧を上げ心停止を防ぐ注射（エピペン）を、太ももに打つ。即効性だが長持ちしないので、医療機関へ連絡する。

　抗原を除いた除去食を2～3年続ける。栄養が偏らないように、代替

食を工夫する。再開するときは、加工品とか、調理してアレルギー性の低いものを少量から与える。給食については、家族と園・学校側との話し合いをしなければならない。成長とともに消化機能は成熟し、3歳までに8割は克服するだろう。

2．アトピー性皮膚炎

　小児の湿疹では最も多い。アレルギー体質で、皮膚の外層の角質が不足し、バリア（防御）機能が弱い点が原因である。外界の刺激で炎症を起こしてかゆみを感じる。乳児は顔面に赤い湿り気のある皮疹を認め、2歳を過ぎると四肢の屈側が白っぽくざらつく（**写真4**）。慢性の経過をとる。思春期を迎える頃、軽快するが、一部は成人まで残る。

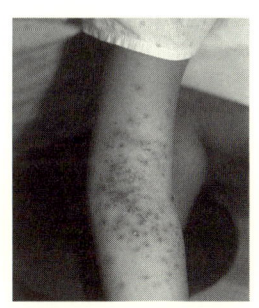

写真4　アトピー性皮膚炎（肘の発疹）

　対策は、スキンケアが基本である。きれいですべすべした肌を目指す。入浴して汗、汚れを洗い流す。石けんは強くこすらず、泡を立て手でなでる程度でよい。保湿剤を付けて水分を維持する。吸湿する綿100％の肌着が適切である。ひっかいてはいけない。炎症とかゆさを止める最良の外用薬は副腎皮質ホルモン剤（ステロイド）である。温和な種類を病変部だけに薄く塗る。短期間に打ち切れば副作用の心配はない。抗原を避けるために、食物は除去食を作り、ダニやほこりは丁寧に掃除する。

　根治法はないが、総合的に手当てするうちにゆっくり改善する。民間療法は根拠が乏しい。いらつかず気長に対応し、のびのび育てることも大切である。

3．気管支喘息

　慢性の炎症で気道が狭くなり、ヒューヒュー、ゼイゼイ（喘鳴）と呼吸困難を繰り返す病気である。アレルギー体質と気道が収縮しやすい過

敏性による。表皮ダニやほこり、ペットのふけ、カビなどに敏感で、季節の変わりめの夜半から朝方に発作を起こす。息を吸うより、吐くときに苦しい。ほとんどが6歳までに発病し、頻度は7％である。

　慌てずに発作の度合いを観察する。横になって休むと、たんは流れない。身体を少し立てて、水分を取らせ、背中をとんとんとたたく。腹式呼吸をしてたんを出す。重い発作の場合は、吸入や輸液の医療を受ける。発作のない平常の状態を維持することが要点である。寝室、サッシの上、じゅうたんの裏も念入りに掃除を行い、環境を整備する。ペットは、ふけの出ない熱帯魚等が好ましい。気道を鍛える習慣が必要で、薄着して乾布まさつで皮膚を鍛える。ウォーキング、体操、水泳を推奨する。

　成長するとともに気管支は広がり、粘膜の炎症は落ち着く。医療の進歩、啓発により軽症になった。適切なケアを続けると、15歳までに70％は治癒に向かう。

第4節　その他の病気

1．流行性耳下腺炎（おたふくかぜ）

　つばを分泌する唾液腺の一つ、耳下腺にウイルスが侵入する。2週間の潜伏期の後に発熱し、片側または両側の耳介の真下が腫れて痛む（**写真5**）。顎下腺が腫れることもある。3日目がピークで、5日ころから症状は消退する。合併症は、髄膜炎に留意すべきである。ウイルスが脳脊髄膜へ増殖し、頭痛や吐き気がする。つらい余病だが、後遺症なく治る。まれに聴力障害を残す。10歳以上の

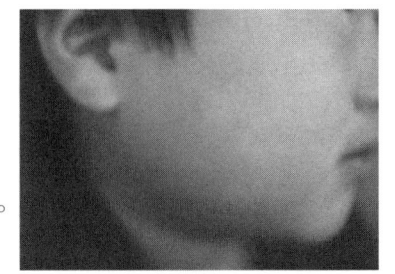

写真5　流行性耳下腺炎（頬部の腫れ）

男児は睾丸炎を起こすが、片側性で不妊の心配はない。

　外出せず、静かに寝かせる。頬を湿布して冷やす。食事は、辛いものや酸っぱいものを食べたり、かむとき痛むので、薄味にして消化しやすく工夫する。発症後数日たち、腫れがひいたら友達と遊んでかまわない。予防には、生ワクチンを接種する。

２．中耳炎

　鼓膜の奥の中耳の炎症である。ウイルスや細菌が鼻腔とつながる耳管から入る。耳管が短く太く、水平に走る乳幼児の病気である。冬に、鼻風邪に続いて発症する。泳ぎを習い始めの頃、口呼吸がうまくできず、鼻から菌が移行することもある。発熱し不機嫌で、夜は熟睡しない。痛がって耳に手をやる。耳漏が出る。扁桃肥大やアデノイドの子は繰り返す。

　冷やすと痛みが増し、逆効果である。暖かい環境で過ごす。耳漏が鼻に行かないように、痛む耳を下にして寝る。抗生物質をしっかり服用する。鼓膜を切開すれば、うみが出て速やかに治るだろう。鼓膜は、３～４日で再生する。うみが残って難聴を来すのが、滲出性中耳炎である。チューブを入れて排出する。

　日頃から鼻をすすらず、よくかむ習慣をつけておきたい。家族の禁煙、風邪をひかないことが予防に役立つ。学童ではぐっと減少する。

３．伝染性膿痂症（とびひ）

　虫に刺されたあと、汚れた手でかきむしったり、転んで擦りむいた傷に黄色ブドウ状球菌が付くと、薄い皮の水泡ができる。円形で大小不同、左右対称性の形状でない。かゆくてかくと、中の汁が飛び散って体の各所へ広がる。火事の飛び火と同様である。発熱はしないが、友達にうつりやすい。

　入浴は家族の最後にして、タオルは別々にする。湯船に入るのはなる

べく控え、シャワーで簡単に済ませる。軽い場合は、抗生物質の軟膏を塗る。中等症以上では、内服薬が有効である。2〜3日で菌は抑えられ、伝染力は落ちていく。

予防は、虫刺されや擦り傷を作ったら、すぐに流水や石けんで洗い、かゆみ止め・消毒液で処置する。爪はきれいに切っておく。シーツや肌着はきちんと洗い、直接日光に当てるなどして殺菌する。

4．伝染性軟属腫（水いぼ）

アワ粒からエンドウ豆大の、皮膚から盛り上がったいぼである。表面は滑らかで中央は凹み、触れると少し固い。押すとかゆ状のものが出て、その中にウイルスがいる。肌のこすれ合う首、脇の下、体幹にできる。6歳以下の子がかかり、痛くもかゆくもない。抗体ができるには数カ月〜数年を要する。

皮膚科ではピンセットで摘出する。出血して痛く、子どもは泣き叫ぶ。小児科は自然治癒を待つ。摘み取っても早く治るわけではない。

夏季のプールの是非が問題になるが、伝染性は低くて、プールの水からはうつらない。プールのビート板を介して、防御能が弱いアトピー性皮膚炎児が感染する。健常な皮膚なら安心して泳げる。

5．夜尿症

5歳以上の夜間遺尿である。深く眠り、夜間の尿量を抑える抗利尿ホルモンの分泌が遅れ、膀胱の容量が少ない。排尿のしくみの発達が未熟な遺伝的体質が基盤である。小学校入学時に10％の頻度で見られる。男児に多く、病型はホルモン不足の多尿型、膀胱容量が縮小した膀胱型、およびその混合型に分かれる。

「起こさず、叱らず、焦らず」が対策の3原則である。夜起こすと、抗利尿ホルモンが出るのを阻害する。しっかり目覚めずに排尿しては、夜尿を固定させる。叱責はストレスが募るばかりである。ただ、責任をと

らせる意味で、汚した下着は洗濯機まで持って行かせる。短期間には改善しない。気長に構えて、排尿機能の発達を見守る態度が望まれる。夕方から水分・塩分の摂取を控える。昼間は前倒しにしてたっぷり飲み、尿意を我慢すると膀胱容量は増加する。

小学校2年生で週に3回以上濡らす場合は医療を施す。多尿型は、抗利尿ホルモン剤を就寝前に用いる。膀胱型は、アラームを付けて眠り、尿が漏れたら鳴る。親が子どもに知らせ、子どもが驚いて止める習慣をつけるうちに、膀胱は無意識に尿をためるようになる。混合型は双方を行う。

6. 肥　満

細胞に脂肪がたまり、体重が標準より20％以上多い状態である。乳幼児はカウプ指数（〈体重g〉／〈身長cm〉^{2} × 10）が指標になる。年齢によって異なるが、20以上を肥満とする。体動活発で歩き回る3歳から、細い体つきに変わっていく。

学童から成人まで肥満で移行していくと、動脈硬化、高血圧、糖尿病などの生活習慣病の素地を作る。こうした子どもの血液のコレステロール値は高い。食欲は旺盛で早食い、運動は苦手である。からかわれ、コンプレックスを感じる。

肥満は、豊かな食事で増加した文明病である。食事は3食規則正しく取り、脂肪と糖質を抑える。固いものを与え、ゆっくりかむくせをつける。清涼飲料水より麦茶が好ましい。車やエレベーターを使わず、なるべく歩く。布団の上げ下ろし、掃除や買い物のお手伝いをして身体を動かす。水泳は太りすぎでもできるスポーツである。

成人と違い、厳しく減量する必要はない。現状を維持すれば身長が伸び、均整のとれた体型に変化していく。

【参考文献】

岩間正文『子どものおしっこ──夜尿症の道しるべ』近代文芸社、2004年

岩間正文『おねしょ・アレルギー・発育相談──夜尿症と周辺の病気の指針』近代文芸社、2007年

岩間正文『子ども診療日誌──かぜ、アトピー、おねしょ、肥満のデイリーケア』朝日新聞出版、2010年

服部右子・大森正英編『図解子どもの保健Ⅰ』みらい、2011年

渡辺博編著『小児保健』中山書店、2010年

第10章
子どもの心の健康と課題

向笠　京子

第1節 子どもの心の発達

1．心の発達

(1) 胎児期の心の発達

　胎児期とは妊娠9週から誕生までをいい、母体外生活に向かっての準備の時期である。

　胎児期は母体からの影響が大きく、胎内環境が胎児の心身の発達に影響を及ぼすといわれている。例えば、母親の身体的・精神的ストレスが酸素不足を来し、胎児の心身の成長を妨げると考えられている。また、妊娠中の飲酒・喫煙がもたらす影響として、中枢神経系の障害（神経学的異常、発達の遅れ、知的障害）、出生前および出生後の発育障害などがある。その他、心の発達に影響を与えるものとして、遺伝、母体の感染症、母親の代謝性疾患（糖尿病や甲状腺機能低下症）などが挙げられる。

　妊娠中の母親は、心身ともに健康でゆったりと穏やかな気持ちで過ごすことが、子どもの心の発達に重要である。

(2) 乳児期の心の発達

　乳児期は急激に脳が発達し、心が発達していく時期である。乳児期の心の発達には、脳の機能的な発達、母子関係、家庭環境、環境、遺伝、疾患などが影響する。

　母子関係に影響を及ぼすものとして、マタニティ・ブルーズ（産後うつ病）がある。母体が精神的に不安定な状態だと、安定した愛着が得られず、乳児の心の発達過程に影響を及ぼすことになる。そのため、育児をサポートできる体制を整えるなどの支援が必要となる。愛着について、ボウルビー（John Bowlby, 1907-1990）は、乳児期は基本的信頼感の形成に

大事な時期であり、特定の者との間に愛着（アタッチメント）関係が必要であるとした。乳児の養育者との信頼関係や安心感を基盤とした情緒的な結びつきは、乳児と養育者との相互的な働きかけによって成立するといわれている。

　乳児期の精神的な発達の一つに人見知りがある。人見知りは、生後8カ月頃、知らない人に対して泣いたりすることであるが、これは特定の人と愛着関係が形成され、他人と養育者を区別するようになった表れと考えられている。安定した愛着関係は心の発達に良い影響をもたらし、不安定な愛着関係は乳児の心の発達に悪い影響を及ぼす。

　また乳児期の心の安定には、スキンシップが重要といわれている。スキンシップを通して肌が触れ合い、皮膚感覚を通して温かさ、心地よさ、安心感が得られる。乳児期は、言葉掛けやスキンシップを積極的に行うなど、情緒の安定に配慮した丁寧な関わりが求められる。

(3) 幼児期の心の発達

　幼児期は、就学するまでの期間をいう。幼児期は、食事・排泄・衣服の着脱など基本的な生活習慣を身につけ、運動機能、精神機能の発達がめざましい時期である。また、集団の中で生活を体験する時期でもある。発達には、脳の成熟と、日常の中での生活体験が関わっている。特に脳神経は、3歳で60％、6歳で90％と急激な発達を示す。幼児期は、親との情緒的な結びつきが形成され、模倣能力が伸びて、ごっこ遊びをするようになる。この時期に日常の生活体験をたくさんすることで、運動機能・精神機能が急速に発達し、心の発達にも関係する。

　わが国においては、1歳6カ月健診や3歳児健診において発達スクリーニングを行っている。言葉や家庭での様子を確認し、心の発達については、コミュニケーションの様子や落ち着きがない、強いこだわりがある、かんしゃくを起こす、おとなしすぎる、人見知り、奇声を発する、育てづらい、などがないかを確認し、必要があれば相談や受診を勧めている。

この時期に発達障害などが発見されることが多い。

エリクソン（Erik H. Erikson, 1902～1994）は心理・社会的発達段階説を唱え、精神発達段階を決定づける対人関係の下で達成されるとしている。幼児期の健やかな心身の発達のためには、安定した生活リズムと集団の中での対人関係能力を養うことが求められている。

子どもの心の発達は、体の発達とは異なり、はっきり目に見えない。子どもの言動や行動を通して、心の成長を知り、問題が生じたときは、子どもの状態を知り、焦らずゆっくり改善する方法を考えていく。

2．子どもの心の健康とは

健康について WHO（世界保健機構）は、「健康とは、病気でないとか、弱っていないということではなく、肉体的にも、精神的にも、そして社会的にも、すべてが満たされた状態にある」（日本 WHO 協会訳）と定義している。健康とは身体的な病気がないことだけではなく、心の健康も重要な要素である。

「保育所保育指針」によると、子どもの健康について「健康な心と体を育て、自ら健康で安全な生活をつくり出す力を養う」（第3章1（2）ア）と明記されているように、保育所では保育士等の愛情に支えられ、心と体を十分に動かして生活することにより、健康な生活を送るための基盤を作ることを目指している。子どもの心の健康とは、社会的に安心で安全な環境の中で育てられ、情緒が満たされ、心身ともに順調に成長・発達していくことである。子どもの心の健康には、身体の発達が密接に関係している。日中は体を動かす遊びや運動などを積極的に行い、夜は早く寝て朝は早く起きるなど、望ましい環境づくりが子どもの身体の発達を促し、心の安定にも重要である。また、幼児期の心の健康は、個人だけではなく、子どもを取り巻く環境と相互に関係しながら保持・増進していくものである。

第2節 子どもに現れる心身症

1. 心身症とは

　心身症とは、発症や経過に心理社会的因子（いわゆるストレス）が密接に関与しているものをいい、身体症状として現れる病気のことをいう。心と体は相互に関係し、密接な働きがある。心の不安定が続くと神経を介し、体に影響を及ぼす。図表1のように、身体的因子と心理的個体因子、社会環境因子は、互いに関連し合っている。

　心身症の代表的なものに、喘息（ぜんそく）やアトピー性皮膚炎、過敏性腸症候群、チックなどがある。心身症の症状は、気のせいではなく実際の身体変化から生じているものである。心身症の治療には、心と体の両面から関わる必要がある。対応としては、生活状況の改善、薬物療法、カウンセリ

図表1　心身症の関連因子

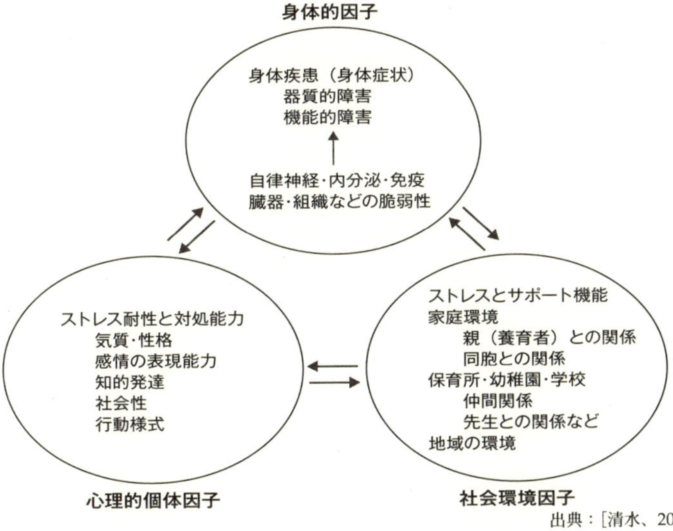

身体的因子
- 身体疾患（身体症状）
- 器質的障害
- 機能的障害
- 自律神経・内分泌・免疫
- 臓器・組織などの脆弱性

心理的個体因子
- ストレス耐性と対処能力
- 気質・性格
- 感情の表現能力
- 知的発達
- 社会性
- 行動様式

社会環境因子
- ストレスとサポート機能
- 家庭環境
  - 親（養育者）との関係
  - 同胞との関係
- 保育所・幼稚園・学校
  - 仲間関係
  - 先生との関係など
- 地域の環境

出典：［清水、2001］

ングなどを行い、身体症状の軽減と心理面の安定化を図る。

2．心の健康問題への対応

(1) 観察

心の健康問題を持った子どもを理解するためには、生育歴、身体の状況、日常生活、行動、性格、心理テストなどから観察する（図表2）。

(2) 対応

子どもは、下痢、腹痛、頭痛など身体症状を訴えることが多いが、苦痛をうまく言葉で表現できない。保育所における心身症の身体症状への手当てとしては、問診、視診、触診（触れる）、体温測定などを行いながら、必要な支援を行う。例えば、子どもの話をよく聞きながら、子どもの批判・評価をせず、あるがままを受け入れるなどカウンセリングマインドで接する。保育者は、子どもの表情・態度などから子どもの心身の状況を把握する。また、子どもの側に寄り添い、痛い所をさすったりする。心身症の子どもへはスキンシップが有効であり、スキンシップをすることで気持ちが落ち着くだけではなく、痛みの軽減につながるといわれて

図表2　子どもの心を理解するための視点

生育歴		妊娠中・出産時・乳児期の様子
生活環境		家庭環境、家族構成、養育態度、経済状態など
身体状況		身長、体重、体重の増減、視力低下、難聴、姿勢の異常、元気さ
日常生活	食事	偏食、小食、大食
	睡眠	寝つき・寝起きが悪い、夜泣き、中途覚醒の有無
	排泄	頻尿、夜尿、遺尿、便秘、下痢、遺糞
	遊び	一人遊びが多い、集団遊びが苦手、友達がいない、特定の遊びばかりしている、極端に遊びを変える
表情		無表情、怒り、緊張、硬い表情、チック
性格・行動		おとなしい、落ち着きがない、怒りやすい、暴力をふるう、多動、孤立、気分にむらがある、拒否的態度
言語		吃音、緘黙、多弁、独語、会話が成立しない
身体不調		頭痛、腹痛、倦怠感、過敏性大腸症候群、過換気症候群
その他		登園渋り、潔癖症、不潔行動、指しゃぶり、爪かみ、かみ癖

（筆者作成）

いる。心身症へは心と体の両面から対応するが、まずは身体症状を治療の入り口とし、早期に小児科を受診し、その後、心療内科を受診するなど、心への関わりが必要である。早期の治療は寛解率が高いので、早期受診の必要性を保護者に伝える。

第3節　日常に見る子どもの「気になる行動」

1．「気になる子ども」について

　今日、保育の現場では、障害の有無にかかわらず、なんらかの個別の支援を要する子どもが増加傾向にある。文部科学省の調査研究によると、知的発達に遅れはないものの学習面または行動面で著しい困難を示すとされた児童・生徒の割合は6.5％であることが明らかになった。男女別の集計では、男子9.3％、女子3.6％となっている。また学年別に見ると、小学校第1学年が9.8％と最も多いことが分かった［文部科学省、2011］。つまり、就学前の段階で、集団活動においてさまざまな困難を生じている子どもが相当数いることが予想される。

　保育現場では、落ち着きがない、乱暴、吃音、緘黙、視線が合わない、集団が苦手、会話が成立しない、体の動きがぎこちない、手先が不器用である、などは保育をする際に気がかりなため、一般的に「気になる子ども」と呼ばれている。「気になる子ども」のうち、保育所・幼稚園に在籍している間に障害が発見され、診断が確定する子どももいる。未診断の子どもには、心理検査を用いて評価をすることが有効であるが、軽度の知的障害や知的障害を伴わない発達障害は、一般の心理検査を行っても明確な特徴が出ないことがある。また、乳幼児期は発達の変化が著しいため、診断が難しく確定しないことが多い。障害診断の確定にかかわらず保育者が気になる行動や状況をしっかり見極め、早期に発見し、

早期に介入し、保育における発達支援につなげていくことが大切である。

2.「気になる子ども」への支援と対応

　保育者は、障害の有無を問わず、子どもの発達のニーズに合わせた支援を幼児期から系統的に実践するための体制を早急に整備する必要性がある。日常的に子どもの発達に合わせた支援を行うとともに、保護者や専門機関と協力し合いながら、子どもの発達について長期的な展望を持ち、一貫性のある支援を就学前から実践し、就学後の継続的な支援につないでいく必要がある。また遅れや障害に気づいていない保護者に対しては、障害に対する意識の向上を図り、早期発見や早期介入に導くという大切な役割を担っている。

　その他にも、周りの子どもやその保護者に対して、保育者が好ましいモデルとなり、障害を自然に受け入れ、偏見や差別のない平等な共同社会をいっしょに築いていく努力をしなければならない。

　保育者は、日常的な支援と対応として、時間や場所などの構造化を図り、声掛けや指示の出し方を工夫する。また子どもの不安を軽減させ、子どもが安心して生活できる環境を整え、自発的に行動できるように促していく。

　①正の強化因子（望ましい行動が増える刺激）を与え、できたときに褒める。褒めることで望ましい行動がさらに増える。
　②行動に移る前に「次は○○しようね」など行動の見通しがつくような声掛けを行う。指示は具体的な言葉を遣い、一つずつ順番に行う。
　③写真、絵カード等を利用して活動や生活の流れを示し、聴覚だけではなく視覚からも理解できるようにする。
　④スモールステップで、目標や課題の達成しやすいものから「できた」という達成感を感じさせて取り組む意欲を高める。

　日常的に子どもの成長に直接関わっている保育者が、発達的ニーズのある子どもに対して適切な支援を提供するために、中心的な役割を担っ

ている。子どもの発達的ニーズに合わせた支援を幼児期より効果的に実践するために、保育者だけではなく、保護者、発達や障害についての専門家、そして行政と連携し、支援体制を早急に整え、一貫した継続的な支援が望まれる。

3．気になる行動とホルモンについて

　ホルモンは、私たちの体の機能を一定に保っている物質である。ホルモンの代表的な病気に、甲状腺の病気がある。先天性の甲状腺の病気を早期発見するために、新生児マス・スクリーニングが行われている。新生児マス・スクリーニング検査とは、別名先天性代謝異常等検査といい、アミノ酸や糖質の代謝異常、内分泌の病気を早期に発見する検査である。その中でも最も頻度の高い病気に、先天性甲状腺機能低下症（クレチン症）があり、出生後すぐホルモンを補充する治療を行い、体や知能への障害を未然に防ぐ必要がある。

　甲状腺機能低下症は、成長期においては代謝の機能が低下するため、成長の遅れ、首の腫れなどの身体的な症状の他に、イライラしたり、集中力がなくなったり、落ち着きがなくなったり、だるくて何もする気にならないなどといった情緒面や行動面の変化がある。そのためAD/HDなどが疑われることがあるが、このような場合、甲状腺疾患による心理的側面を疑うことも必要である。子どもの精神的な負担を軽減するためにも早期に受診し、早期発見、治療が大切である。

第4節　発達障害

1．発達障害とは

　発達障害は、知的障害を伴うものと知的障害を伴わないものがある。

図表3　発達障害の特性

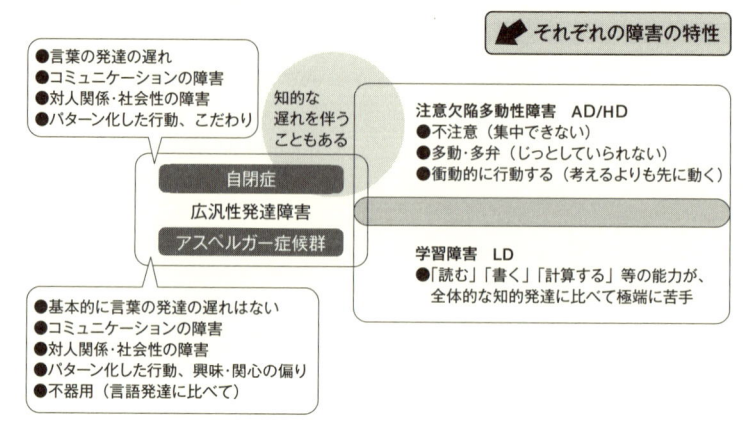

- ●言葉の発達の遅れ
- ●コミュニケーションの障害
- ●対人関係・社会性の障害
- ●パターン化した行動、こだわり

知的な遅れを伴うこともある

自閉症

広汎性発達障害

アスペルガー症候群

- ●基本的に言葉の発達の遅れはない
- ●コミュニケーションの障害
- ●対人関係・社会性の障害
- ●パターン化した行動、興味・関心の偏り
- ●不器用（言語発達に比べて）

それぞれの障害の特性

注意欠陥多動性障害　AD/HD
- ●不注意（集中できない）
- ●多動・多弁（じっとしていられない）
- ●衝動的に行動する（考えるよりも先に動く）

学習障害　LD
- ●「読む」「書く」「計算する」等の能力が、全体的な知的発達に比べて極端に苦手

出典：厚生労働省政府広報オンライン

　知的障害を伴う疾患のほとんどは染色体異常である。染色体異常に基づく発達障害の中で最も多いのは、21番目の染色体が3本あるダウン症候群（21トリソミー）である。しかしながら知的障害があっても、教育的なトレーニングで社会的に適応している人は少なくない。

　次に、知的障害を伴わない発達障害が最近注目されている。この場合の「発達障害」とは、自閉症、アスペルガー症候群、学習障害、注意欠陥多動性障害などの脳機能の障害であり、通常、低年齢において発現するものである。それぞれの障害の特性については図表3のとおりである。

(1) 広汎性発達障害

①自閉症

　自閉症とは、3歳くらいまでに現れ、①他人との社会的関係の形成の困難さ、②言葉の発達の遅れ、③興味や関心が狭く特定のものにこだわることを特徴とする行動の障害であり、中枢神経系になんらかの要因による機能不全があると推定される。

　自閉症の発生は、女子より男子のほうが多い。自閉症の子どもへの対応は、自閉症の特徴を理解し、生活習慣や関わり方などを工夫すること

で落ち着いて過ごせるようになる。

②アスペルガー症候群

アスペルガー症候群とは、知的発達の遅れを伴わず、かつ、自閉症の特徴のうち言葉の発達の遅れを伴わないものであり、対人関係障害や情緒障害を主とする。

アスペルガー症候群の子どもは、集団の中で保育士の指示に従わず集団行動が苦手である。言葉の遅れがなく、知的には正常であるため、健診での発見は難しい。そのため周囲の誤解を受けやすく、問題行動を厳しく注意されると問題行動が増えることがある。いつ、どこで何をすればよいのか、いつまで続くのかなど、あらかじめ行動の見通しを伝えると、周囲の状況を理解し、落ち着いて過ごせることが多い。

(2) 学習障害

学習障害とは、基本的には全般的な知的発達に遅れはないが、聞く、話す、読む、書く、計算する、推論する等の能力のうち、特定のものの習得と使用に著しい困難を示すさまざまな状態を指すものである。学習障害は、その原因として、中枢神経系になんらかの機能障害があると推定されるが、視覚障害、聴覚障害、知的障害、情緒障害などの障害や、環境的な要因が直接原因となるものではない。学習障害は、就学以降の特定の学習場面で気づくことが多い。学校側とよく相談して個別の指導を受けるなど、子どもの力を発揮し、集中力を高められる環境づくりや配慮が必要となる。

(3) 注意欠陥多動性障害

AD/HDとは、年齢あるいは発達に不釣り合いな注意力、及び／又は衝動性、多動性を特徴とする行動の障害で、社会的な活動や学業の機能に支障を来すものである。また、7歳以前に現れ、その状態が継続し、中枢神経系になんらかの要因による機能不全があると推定される。治療

としては、中枢神経系の薬剤が行動のコントロールに効果があり、医療との連携が必要となる。AD/HDの子どもへの対応は、周囲の人が子どもの状態を正しく理解し、適切な対応をすることで、多くの場合、社会生活に適応できるようになる。

２．発達障害の二次的障害や合併症

　不登校の子どもの多くは、発達障害の可能性があるといわれている。発達障害の子どもは、さまざまな問題行動を周囲から理解されず、幼少児期に叱られることが多い。その結果、自己肯定感が低くなり、自分に自信が持てず、ストレスに対する抵抗力が弱くなる。また、発達障害のある子どもは対人関係に困難を抱えているため、集団の中で、いじめやからかいの対象になりやすい。思春期で問題となる不登校、引き籠もり、非行といった二次的障害や合併症を防ぐためにも、乳幼児期に発達障害を早期に発見し、早期からの療育が望ましい。

　したがって、発達障害の早期発見のためには、各健診の事後相談体制が重要である。事後相談は、子育て相談、心理発達相談、教育相談を行い、就学前に問題を発見し、適切な対応をするなど、保護者、医療、療育、保育所・幼稚園、学校の連携が必要である（図表４）。

　知的障害のない発達障害は、発達の観点から、１歳６カ月健診や３歳

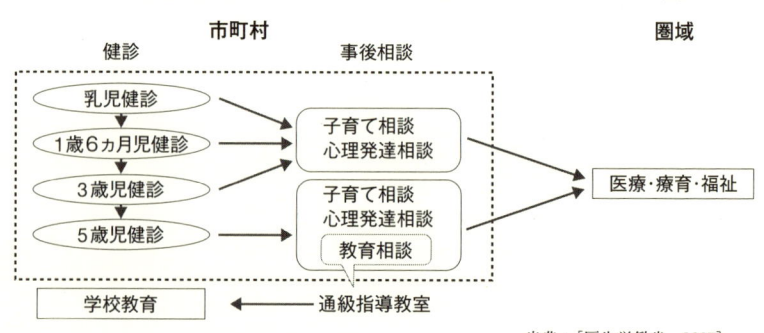

図表４　軽度発達障害の発見とその後の支援体制に関するモデル図

市町村		圏域
健診	事後相談	
乳児健診 →	子育て相談 心理発達相談	
１歳６カ月児健診 →		
３歳児健診 →	子育て相談 心理発達相談 教育相談	医療・療育・福祉
５歳児健診 →		
学校教育 ← 通級指導教室		

出典：[厚生労働省、2007]

図表５　５歳児の発達問診項目

・スキップができますか	・集団の中で遊べますか
・ブランコにのってこげますか	・家族に断って友達の家に行けますか
・片足でケンケンができますか	・ジャンケンの勝ち負けがわかりますか
・お手本を見て四角がかけますか	・自分の名前が読めますか
・ひとりで大便ができますか	・はっきりした発音で話ができますか
・ボタンをはめたり、はずしたりできますか	・自分の左右が分かりますか

出典：[小枝、2005]

児健診では発見されることが難しいといわれ、5歳児健診の重要性を厚生労働省は指摘している。発達障害の子どものスクリーニングとして、「5歳児発達問診項目」が、保護者、保育士を対象にした質問紙による方法で各自治体で活用され始めている（図表5）。発達障害の早期発見のため、保育士の果たす役割は大きい。

3．発達障害児への療育指導

現在さまざまな療育指導があるが、子どもの特性に合った療育指導が効果的である。問題行動への対処は、家庭や学校でも対処することが必要である。各療育指導の対応方法を参考に、家庭や学校でも取り入れることで、子どもにも良い変化が見られる。

① ABA

応用行動分析学（ABA）のアプローチを用いて、言葉や社会性のスキルをはじめ、子どもにとって必要なスキルを繰り返し練習する。大きな課題は小さなステップに分け、子どもが意欲的に学べるように配慮することで、着実に年齢に合ったスキルが身につく。

② SST

ソーシャルスキルトレーニング（SST）は、グループ活動を通じて人との関わり方を訓練する。ゲームをしながら、自分の意見を伝える方法や人の話を聞く方法を学ぶ。

③ TEACCH

生活の中に絵カードや写真などを取り入れ、コミュニケーションを取

りやすくする方法である。特に知的障害のある子どもに適している。

4．発達障害児への生活指導

　発達障害の子どもは睡眠が不規則であるといわれている。睡眠不足は日中の生活リズムにも影響を与え、食欲がない、だるいなどの症状として現れ、心身の疲労だけではなく、成長・発達を阻害し、いらいら、何もする気にならないなどの原因にもなる。良い睡眠が日中の覚醒リズムを整え、発達障害の症状が改善したという報告もあり、早寝・早起き、朝御飯をしっかり食べる、体を動かすなど生活習慣を見直すことで、子どもは心身ともに元気に過ごすことができる。

【引用・参考文献】

　橘川佳奈・向笠京子「『気になる子ども』の傾向と支援に関する調査報告——保育士へのアンケート結果から」『保育士養成研究』第29号、2011年、pp.69-77

　清板良子編著『子どもをめぐる精神保健』ミネルヴァ書房、2012年

　厚生労働省「軽度発達障害児に対する気づきと支援マニュアル」2007年

　小枝達也「注意欠陥／多動性障害と学習障害の早期発見について—鳥取県における5歳児検診の取り組みと提案」『脳と発達』vol.37、2005年、pp.145-149

　清水章子「小児のライフステージと心の健康②心身症」若林慎一郎・本城秀次編『精神保健』ミネルヴァ書房、2001年、pp.133-148

　平松芳樹・池田勝昭編『保育者が学ぶ精神保健』みらい、2007年

　文部科学省「通常の学級に在籍する発達障害のある可能性のある特別な教育的支援を必要とする児童生徒に関する調査結果について」2011年

　『精神保健』全国社会福祉協議会、2002年

第11章

子どもを取り巻く生活環境とその影響

金井　玉奈

第1節 家庭および地域社会の状況変化

　家庭や地域社会は、人とのつながりを築き、維持する営みを通じて、子どもがさまざまな力を身につけ成長していく基礎的な場である。自己選択できない子どもの生活環境を整えることは、大人の義務だと言える。

1．少子化

(1) 要因
①晩婚化・非婚化
　高学歴化に加え、学齢期を過ぎた親同居未婚者（パラサイト・シングル）や、本来なら自立すべき年齢の子ども（大学生）の頭上をヘリコプターのように旋回するヘリコプター・ペアレントの出現など、新たな社会現象も生み出され、これらが晩婚化・非婚化に与える影響は大きい。

②環境の不整備
　育休・有給の取得が困難である、託児施設が不足しているなどの社会的サポートの悪さに加え、地域社会との関わりが希薄化していることが、出産や育児に対する不安感や負担を増大させ、少子化に拍車をかけていると思われる。

(2) 子どもに対する有害性
　①子どもどうしでもまれることが少なくなり、我慢、思いやり、感謝、友情などを学ぶ機会の減少のため、社会性の発達が阻害されがちである。
　②親世代が過保護・過剰期待になりやすく、考える前に介入されたり、安全を考えるあまり体験活動の機会を奪われがちなため、自主性の発達が阻害される可能性がある。
　③親世代の過保護・過剰期待に対するプレッシャーから、情緒障害、

登校拒否、神経症など心のバランスを崩すことも懸念される。

(3) 子どもに対する有益性
①親や教員に時間的な余裕が生まれるため、個々に応じたきめ細かな教育の実現が可能となる。
②過度の受験競争が緩和される。

2．核家族化

(1) 要因
①住宅整備の進展と経済の発展に伴い、夫婦単位で生活が自立できるようになった。
②都市化に伴い、住宅の規模が小さくなった。
③夫婦間のプライバシーが重要視され始めた。

(2) 子どもに対する有害性
①お年寄りの持つ子育てに関する豊かな経験や知識を有効利用する機会が減少する。
②カギっ子が増加する。
③多角的な人間関係の中で育つ機会が減少するため、社会性の発達が阻害される。

(3) 子どもに対する有益性
祖父母と親世代の間に生じやすいプライバシー問題、生活のリズムのずれや価値観の相違によるトラブルに巻き込まれる可能性が低くなる。

3．都市化

(1) 子どもに対する有害性
①人や自然と触れ合う機会が少なくなることにより社会性の発達が阻

害される。

②自由に外遊びのできる空間の確保が難しくなるため、運動能力が低下する。

③24時間営業をする店舗の増加により、生活が不規則となる。

④インスタント食品や外食が多くなり、栄養のバランスが悪くなったり、食事時間が不規則となる。

(2) 子どもに対する有益性

①生活水準や学力の地域格差が是正される。

②生活が便利になることにより、精神的・物理的な余裕が生まれる。

第2節 メディアの浸透（情報化社会）

テレビに端を発し、ビデオ、DVD、テレビゲーム、インターネットと発展を遂げた各種メディアは、我々の生活様式を急激に変化させた。子どもたちがさまざまなメディアから入手する情報は膨大かつ多様であるため、その有益性も有害性も計り知れないものがある。

1．テレビ・ビデオ・DVD

1953年2月に始まったテレビ放送は、情報伝達にとどまらず、人々の意識や生活、政治・経済・社会のしくみをも変えてきた。有益性を最大限に生かし悪影響を最小限にとどめるべく、上手に向き合っていくことが大切である。

(1) 子どもに対する有害性

①一方通行の働きかけであることと、コミュニケーションに必要な視覚・聴覚・嗅覚・味覚・触覚の5感刺激のうち、聴覚（音）と視覚（光）

のみに偏っていることから、コミュニケーション能力の発達が阻害されることが懸念される。
　②日本小児科学会より、長時間の視聴により、1歳6カ月時における意味のある言葉（有意語）の出現の遅れと視力低下を来す可能性、および寝転んで長時間見ていると、テレビと左右の目との距離に差が生じて、左右の視力差を来すことが報告されている［片岡、2002］。
　③運動量が減るため、肥満傾向を導く。
　④暴力シーンにより、暴力的になる。
　⑤汚い言葉遣い、危険な行為などをまねる。

(2) 有害性に対する対策

　日本小児科学会は、乳幼児のテレビ・ビデオ視聴に関する提言として次の点を挙げている［谷村、2004］。
　①見終わったら消す習慣をつける。
　②見る時間を決める（1日2時間以内が目安）。
　③親子で見るなど一人で見せないようにして、感動や知識を共有する。
　④授乳中や食事中はテレビをつけない。
　⑤子ども部屋にはテレビを置かない。
　⑥宿題を終えたら見る、21時以降は見ない、など決まりを家庭で作る。
　⑦道徳観に悪影響を与えるものなどは避けるなど、内容を確認してから見せる。いっしょに見ていてそういう場面が出てきたら、悪い点を説明する。
　⑧危険な行為をまねないように注意する。
　⑨視力が低下しないように、部屋を明るくし、テレビ画面から離れ、寝転んで見ないなど姿勢に注意する。

(3) 子どもに対する有益性

　①優れた作品を家庭で見られる。

②事件をリアルタイムに知ることができる。

③バラエティー番組などでストレス発散ができる。

④いっしょに視聴する人と内容について話すなどすれば、コミュニケーションを促すことができる。

2．テレビゲーム

ゲーム研究者として知られる坂元章（お茶の水女子大学教授）は、テレビゲームには、従来のゲームの魅力をコンピュータによって増幅させた次のようなポイントがあると指摘している［坂元、2004］。

①常に適切な目標が設定されるため、やる気が出る。

②プレイヤーに対し、クリアすることで次の展開が楽しめるなど、強い報奨が与えられる。

③操作が自動化されていて、ゲームのコアの部分だけが楽しめる。

④複雑な内容を提供していて、なかなか飽きない。

⑤現実的な場面を提供していて、より没入しやすくなっている。

(1) 子どもに対する有害性

1983年に、任天堂からファミリーコンピュータが発売され、家庭用テレビゲームが、日本の家庭に急速に普及、テレビゲームをするために急いで下校する子どもが急増するなど、テレビゲームが要因と考えられる特異的な社会現象や事件が起こり、業界の自主規制をもたらすといった社会問題にまで発展した。

①特急下校（1985年）：人気ゲームソフト「スーパーマリオ」の発売に伴い、ゲームをするために急いで下校する子どもが急増した。

②ドラクエ事件（1988年）：人気ゲームソフト「ドラゴンクエストⅢ」の購入のために、学校をさぼって徹夜で店の前に並んだり、買えなかった子どもが買えた子に対して暴力をふるうなどの事件が頻発した。

③神戸連続児童殺傷事件（酒鬼薔薇聖斗事件）（1997年2〜5月）：神戸

市須磨区で14歳の中学生による連続殺傷事件が発生、小学生5人が襲われ、2人が死亡した。被害者の切断された頭部が、声明文とともに中学校の校門前に置かれるなど、強い暴力性を伴う特異な事件であり、犯行要因の一つとして、当時の文部大臣が、テレビゲームの画面を介した情報環境が現実から遠ざけていたことを挙げ、テレビゲームの有害性が世論をにぎわせた［赤石、1997］。

④ゲーム脳論争（2002年7月）：森昭雄（日本大学教授）が、ゲーム中の脳波を測定した結果、ゲームをしすぎると認知症と似た状態になると発表した［森、2002］。その後、さまざまな研究者から批判され、疑似科学（ニセ科学）ともいわれた。

テレビゲームの子どもに対する有害性としては、次の点が挙げられる。

①暴力の手段を学習させたり、問題解決の手段として有効であるという見方を植え付けるなどして、暴力性を助長される可能性がある。

②友人と遊ばなくなり、社会性の発達が阻害される。

③没頭するあまり勉強時間が短くなる可能性があり、学力低下を来す。

④コンピュータディスプレイなどの端末（VDT；Visual Display Terminal）で長時間作業を行うことによって、眼精疲労や視力低下、めまいなどの身体症状や、情緒不安定・不眠といった精神症状を生じる（VDT症候群・テクノストレス眼症）。

⑤運動する機会が減少する可能性があり、運動能力の低下や肥満を生じる可能性がある。

(2) 子どもに対する有益性

①娯楽提供・欲求不満の解消・不安や緊張の緩和をもたらす。

②立体をイメージする空間知覚能力などの視覚的能力が向上する。

③ゲームをクリアしたときには、問題解決能力が養われ、自分に自信を持つことができる。

④電子機器に慣れ親しむことができる。

2. インターネット

インターネットの有用性は誰もが認めるところであり、早い時点から教育現場に導入される傾向にある。一方で、自己責任が未熟な子どもは、誤った使い方をすることで大きな問題を引き起こす可能性も高い。

(1) 子どもに対する有害性

①電子掲示板やメールなどによる情報は、誰もが匿名で不特定多数の人に発信することが可能であり、発信後は完全に消去することは難しい。そのため、非公式サイト（ex. 学校裏サイト）を利用したり、他人になりすまして、特定の子どもに対する誹謗・中傷を不特定多数の人に送りつけたりするなど、新しい形のいじめ問題が深刻化している。また、匿名性から安易に書き込みを行い、加害者となることもある。

②通信費用が受信者にかかる迷惑メールやアダルト情報の掲載されたメールが送信されることがある。また、不幸の手紙のように転送を強要するチェーンメールを発信して、加害者となる可能性もある。

③アンケートや懸賞ページ、チャットなどに安易に掲載した個人情報が不正アクセスによって引き出され、嫌がらせやストーカー被害に遭ったり、情報化社会における個人情報は経済的価値が高いことから、他者に悪用されたりすることも少なくない。個人情報の引き出しには、子どもが狙われやすい。

④好ましくない、あるいは高価な商品やサービスを、安易に契約してしまうことがある。ショッピングサイトの中には、連絡先がメールアドレスのみであるなど、信頼性が保証されていないものもあるうえ、インターネットによる消費者契約は、法律上クーリングオフ権の定めがないため、クーリングオフできないなどのトラブルが発生している。また、無料とうたったオンラインゲームでも、ゲーム利用のためにはインターネットに接続するための通信料（パケット料）がかかるうえに、ゲーム

内で使うアイテムは有料であることが多く、サービスのしくみを理解できない子どもがのめり込んで高額料金を請求されるケースも少なくない。

⑤他者が作成した文書・絵画・写真・音楽などは、著作権所有者の許可なしにインターネット上で複製・送信することはできないことなど、著作物の権利処理に関して十分な知識がないと、安易に情報を発信して著作権法違反で訴えられる危険性がある。

⑥インターネットに熱中しすぎて不規則な生活となり、不登校となったり、頭痛やめまい、肩凝り、吐き気などの自律神経失調症状を訴えたり、さらには、携帯電話やスマートホンなどが手元にないとパニック状態になったり、現実から解離して現実とネット上の世界が逆転するなど、日常生活や社会生活に障害を来すことがある。

⑦通常、接点のない人や危ない大人と接触してしまい、児童買春、違法薬物や恐喝などのネット関連の犯罪に巻き込まれる危険性がある。

(2) 子どもに対する有益性

①世界中のどことでも瞬時に情報のやり取りができるため、知りたいことが即座に分かり、相手の反応も即座に返ってくる。

②自宅にいながら世界中のさまざまな情報の送受信が可能なので、在宅学習や遠隔教育など、教育の機会が拡大する。

③学校の枠を超えた幅広いコミュニケーションが可能なため、多くの人々との触れ合いを通じて、表現力を高めるとともに、他人を思いやる心や感動する心など豊かな人間性を育成することができる。

④音楽配信、電子出版やオンライン・ゲームによる娯楽が提供される。

第3節 児童虐待・いじめ

児童虐待の相談件数は増加の一途をたどり、悲惨な児童虐待、子殺し

事件やいじめを原因とする自殺が、連日のように報道されている。

1．児童虐待

(1) 児童虐待の定義と分類

　児童虐待防止法（第2条）では、児童虐待の定義をしているが、それに基づき虐待の内容を分類・整理すると、次のようになる。

　①身体的虐待：殴る、蹴る、たたく、食事を与えないなど児童の身体に痛みや苦痛、あるいは外傷の生じるおそれのある暴行を加えること。

　②性的虐待：性的行為を強要したり、性器や性交を見せるなどわいせつな行為をしたり、金銭目的などでわいせつな行為をさせること。

　③ネグレクト：必要な食事量を与えない、幼稚園・保育所・学校へ行かせない、病気になっても適切な対処をしないなど、保護者として必要な育児を放棄すること。

　④心理的虐待：言葉の暴力・無視・自尊心を踏みにじる行為など著しい心理的外傷を与える言動を行うこと。

(2) 発生の可能性を高める要因

　①子ども側：よく泣く。わがまま。発達障害。慢性疾患。

　②保護者側：虐待経験を持っている。望まぬ妊娠。子どもに愛情を持てない。育児不安。ストレスが蓄積しやすい。マタニティブルー。知的障害。アルコール・薬物依存。攻撃的な性格。

　③養育環境：経済的困窮。夫婦の不和。家庭内暴力。親戚や地域からの孤立。

(3) 子どもに及ぼす影響

①身体的影響

　十分な食事が与えられなかったり、過度なストレス、愛情不足により成長ホルモンの分泌が悪くなると、低身長・低体重を来す。火傷、骨折、

脳損傷などの外傷や内臓損傷では、後遺症が残ったり、生命を落とすこともある。性的虐待では、性感染症や妊娠といった問題も生じている。

②知的発達への影響

さまざまなことに興味・関心を持ち始める乳幼児に、質問に答えてもらえないなどネグレクトに遭うと、言葉の獲得が遅れる。また、親から褒められることが少ないと学習意欲が上がらず、不安定な生活の下では集中力も低下するため、学力の低下を来しやすい。

③情緒や行動面への影響

個人差が大きく、不安な気持ちを外に出せずに引き籠もる、些細なことで怒りを爆発させたり不安を感じる、絶えず大人の顔色をうかがう態度をとる、過度にベタベタと甘えるなどさまざまだが、共通して、他者とのトラブルが多くなる傾向がある。また、幼児期の虐待でも、思春期になって、過去の体験がよみがえってパニックになったり、摂食障害、リストカットなどの自傷行為が出ることがある。

④反応性愛着障害（アメリカ精神医学会による定義）

虐待や養父母が頻繁に変わるなど、安楽、刺激および愛着に対する子どもの基本的な情緒的欲求、基本的な身体的欲求が持続的に無視されたり、一次的な世話人が繰り返し変わることによって安定した愛着形成が阻害されるために、対人的相互作用のほとんどで、過度に抑制され警戒したり、極度に両価的で矛盾した反応を示したり（抑制型）、選択的な対象に対して、過度になれなれしくするなど、愛着を示す能力が著しく欠如する（脱抑制型）こと。適切な環境で継続的に養育すれば、大幅な改善が期待でき、その点で広汎性発達障害と明確に区別される。

(4) 児童虐待防止に関する取り組み

①児童虐待防止法（2000年成立）

児童への虐待を禁止し、虐待を受けた児童を早期に発見・保護して、自立を支援するための法律。第5条に、虐待の早期発見のために、学校・

児童福祉施設・医療機関の職員などに早期発見の努力義務を課し、第6条に児童虐待を受けたと思われる児童を発見した場合には、近隣の市町村、児童相談所に通告しなければならないとしている。

②要保護児童対策地域協議会（子どもを守る地域ネットワーク）

児童相談所、福祉事務所、市町村、保健所、保健センター、子育て支援センター、民生・児童委員、保育所、幼稚園、医療機関、学校、警察、児童福祉施設、民間の相談機関など、児童虐待を発見しやすい立場にある機関が情報を共有し、連携して問題に対応する協議会。市町村（含特別区）に設置されている。

③児童相談所

児童福祉法第12条に基づき、すべての都道府県および政令指定都市に設置された児童福祉の専門機関。虐待を受けた児童の一時保護や施設入所措置に関する判断に加え、保護者の出頭要求や家庭への立ち入り調査を行う権限を担う。さらに、保護した児童に対し必要に応じて、保護者の面会・通信を制限することもできる。

④オレンジリボン運動

虐待で死亡する子どもを根絶することを目的に、厚生労働省は、2007年より11月を児童虐待防止推進月間とし、シンボルにオレンジリボンを掲げ、児童虐待防止に関する啓蒙活動、イベント実施や市街をオレンジの色で埋め尽くそうという計画を推進している。

2. いじめ

現代のいじめは、陰湿化・巧妙化したものが多く、被害者が自ら命を断つなど手遅れになることもあるので、早期に発見して対処することが重要である。

(1) いじめの定義と種類

文部科学省では、いじめを「子どもが一定の人間関係のある者から、

心理的・物理的攻撃を受けたことにより、精神的な苦痛を感じているもので、いじめか否かの判断は、いじめられた子どもの立場に立って行うよう徹底させる」と定義している。①殴る、蹴る、髪の毛を引っ張るなどの暴力行為を伴うもの、②悪口を言う、笑い者にする、悪いうわさを流すなどの言葉・文字によるもの、③仲間はずれにしたり無視する、といった3つに分けられる。

(2) 発生の可能性を高める要因
①加害者側：いじめられた経験がある、ストレスが多い、劣等感が強いなど、基本的に弱い子が多い。

②被害者側：いじめられても反撃しない、身体が小さい、動作が機敏でない、おとなしいなど、いじめっ子から見ていじめ作戦が成功するような子が標的にされやすい。

(3) 子どもに対する影響
①被害者

自尊心の低下、情緒不安定、集中力の低下や社会へ不信感が植え付けられ、登校拒否から引き籠もりへ発展し、自らの命を絶つこともある。また、ストレスが強い状態が続くと攻撃のエネルギーが蓄積して、それが他人に向かえば事件に、自分に向かえば自殺につながる。いじめっ子や社会への復讐という意味で自殺することもある。しかし、いじめられたことで、他人の気持ちが分かるようになり、人に優しくなり、些細なことではくじけなくなったなどプラスに変わることもある。

②加害者

長期に人の上に君臨すると、権力の拡大や乱用が始まり、いじめがエスカレートして被害を拡大させる恐れがある。

③傍観者・観衆

いじめを目にして、対人恐怖症、人間不信、極度の緊張感、トラウマ

を感じ、精神的ショックで長く煩い悩むケースが見受けられる。

(4) いじめの相談窓口

①24時間いじめ相談ダイヤル：0570-0-78310（なやみ言おう）24時間受け付け。全都道府県および指定都市教育委員会において実施され、電話をかけた所在地の教育委員会の相談機関（ex. 児童相談所・警察・いのちの電話協会・臨床心理士会）に接続される。

②法務局子どもの人権110番：0120-007-110（全国共通）、受け付け時間は、平日午前8時30分～午後5時15分。最寄りの法務局・地方法務局に接続され、法務局職員または人権擁護委員が対応する。

③都道府県警察の少年相談窓口：警察庁ウェブサイト（http://www.npa.go.jp/higaisya/shien/torikumi/madoguchi.htm）に、都道府県警察の少年相談窓口の電話番号が掲載されている。

④児童相談所：0570-064-000、24時間受け付け。発信された電話の市内局番等から当該地域が特定され、管轄する児童相談所に電話が転送される。

【引用・参考文献】

赤石要一「何を語るこの悲劇」『朝日新聞』1997/6/27

片岡直樹「新しいタイプの言葉遅れの子どもたち——長時間のテレビ・ビデオ視聴の影響」『日本小児科学会雑誌』第106巻、2002年、pp.1535-1539

坂元章『テレビゲームと子どもの心——子どもたちは凶暴化していくのか?』メタモル出版、2004年

谷村雅子「乳幼児のテレビ・ビデオ長時間視聴は危険です」『日本小児科学会雑誌』第108巻、2004年、pp.709-712

森昭雄『ゲーム脳の恐怖』NHK出版、2002年

第12章
保育の安全対策と危機管理

森本　美佐

第1節 子どもの事故の現状

　子どもの事故はさまざまで、時間や場所を選ばない。事故は、子どもの健全な育成を妨げる最大の要因であり、予測できるはずの事故が防げない現状にある。実際、日本における子どもの死亡率をみると、保健衛生環境の改善により病気による死亡は激減したが、不慮の事故による死亡の割合が多くなり、子どもの保健の課題となっている。

1．年齢別死亡順位

　厚生労働省の「人口動態調査」によると、不慮の事故による死亡の割合は、0歳児で4.0%、1～4歳児14.0%、5～9歳児20.5%となっている。1～14歳までの子どもの死亡原因の第1位である（**図表1**）。不慮の事故が子どもの死亡原因の第1位であるという事実は、1960年以降変わっていない。

図表1　年齢別死亡順位

年齢区分	第1位	第2位	第3位	第4位	第5位
0歳	先天奇形等 (35.1%)	呼吸障害等 (13.6%)	乳幼児突然死症候群 (6.1%)	不慮の事故 (4.0%)	出血性障害等 (3.5%)
1～4歳	先天奇形等 (20.2%)	不慮の事故 (14.0%)	悪性新生物 (11.5%)	心疾患 (6.8%)	肺炎 (5.5%)
5～9歳	不慮の事故 (20.5%)	悪性新生物 (16.9%)	先天奇形等 (7.0%)	その他の新生物 (6.4%)	肺炎 (5.6%)

(注)　1　カッコ内は、それぞれの年齢別死亡数を100%とした場合の割合。
　　　2　乳児（0歳）の死因については、乳児死因順位に用いる分類項目を使用。
　　　3　先天奇形等＝先天奇形、変形および染色体異常
　　　　　心疾患＝心疾患（高血圧性を除く）
　　　　　呼吸障害等＝周産期に特異的な呼吸障害および心血管障害
　　　　　出血性障害等＝胎児・新生児の出血性障害および血液障害

出典：[厚生労働省、2013] を基に作成

2. 不慮の事故の年齢別死亡原因

「不慮の事故」とは、一般的に交通事故と思われがちであるが、窒息や溺死など、年齢により原因はさまざまである。0歳児では窒息が最も多く、1歳児以降は交通事故が最も多くなり、年齢が高くなるほど屋外での事故が増える。また1歳児以降では、溺水や転倒・転落も多く見られる（**図表2**）。

死亡に至らなかった事故も多発しており、医療機関にかかった内訳としては、転倒・転落事故が最も多い。

3. 保育現場での事故

厚生労働省が発表した2011年に保育施設において発生した事故を見ると、死亡事故が14件、30日以上の治療を要する事故が74件であった。死亡例の14件はすべて2歳以下で、負傷は5歳児が最も多く21件で、次いで3歳児・4歳児が同率であった。事故の多くは、子どもの生活する時間が長い室内で起こっていた。また、時間帯は10～11時台に多く、子どもたちが活発に動く時間帯に多く起こっていた。

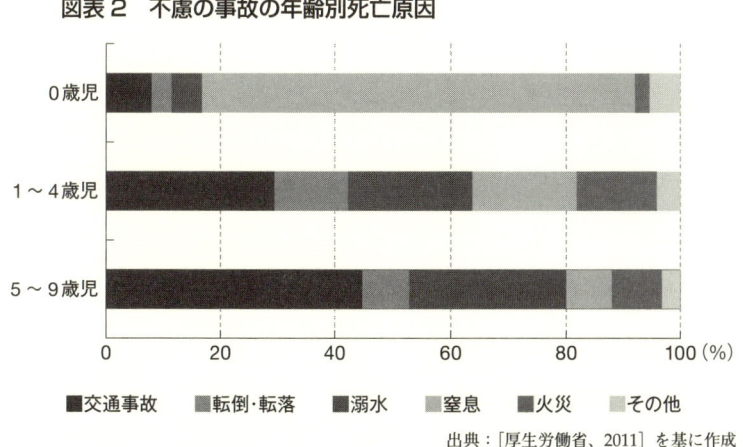

図表2　不慮の事故の年齢別死亡原因

■交通事故　■転倒・転落　■溺水　■窒息　■火災　■その他

出典：［厚生労働省、2011］を基に作成

第12章●保育の安全対策と危機管理

第2節 子どもの事故の特徴

1．発達と事故

　子どもの事故は、心身の発育や発達段階と関連が深い。乳幼児は自分で動けるようになると、外界への関心が高まり、これが事故発生の契機となる。「不慮の事故」とは「不意の思いがけない事故」という意味であるが、決して想定外の予測もできない事故ではない。事故の発生状況を乳幼児の発達の特性から分析すると、危険因子を抽出することができる。

①乳幼児期前半

　自分で移動することができないこの時期での事故は、養育上の不注意によるものがほとんどである。うつぶせ寝や布団などによる窒息事故、熱いミルクや風呂による熱傷、乳の誤飲などである。

②乳幼児期後半

　はいはいなど運動機能がしだいに発達し、生活範囲が広がる時期である。この時期は、手に触れたものを何でもつかんで口に入れてしまうことによる誤飲や、ベッドやバギーからの転落が多くなる。

③幼児期前半

　歩行が可能となり、興味や関心が広がるとともに行動範囲が拡大し、いろいろな事故が増える時期である。転倒・転落事故をはじめ、水遊びや浴槽での溺水事故が増える。また、大人の行動をまねたがり、たばこや化粧品、薬などの誤飲のほか、アイロンや食卓のお茶などによる熱傷もある。

④幼児期後半

　行動範囲がさらに広がり、友達との関わりも増え、大人から離れた子どもどうしの中での事故が増えてくる。公園の遊具での事故や交通事故、

プールでの溺水事故など、起きると大きな事故につながるのがこの時期の特徴である。

⑤学童期

学校での集団生活が始まり、幼児期後半に多い事故に加え、運動中の事故や登下校時の交通事故が増える。自転車による交通事故も多くなる。

2．子どもの個性との関連

子どもは同じ年齢であっても、生活環境はそれぞれ違い、体型や個性も人それぞれである。何に興味を持っているかも違えば、性格の違いや行動性の違いもある。好奇心旺盛で活発な子どもは自分の行動によっての事故が多く、性別では男児のほうが女児よりも大きな事故が多い。

3．保護者の意識との関連

乳幼児の事故では、家庭内の事故が圧倒的に多い。家庭での事故は、「保護者の意識」と「住環境」に影響を受けると言われている。事故発生時には保護者が子どもの近くにおり、未然に防げた例も多い。また住環境では、集合住宅では環境的対策が施しにくいという理由で、戸建て住宅のほうが事故対策実施率は高い。

第3節　事故防止対策

乳幼児を事故から守るためには、乳幼児の発達段階を理解したうえで環境整備対策を行う安全管理と、子ども自身が自分で自分の身を守るための判断力や危険に対する認識力を身につける安全教育が必要である。乳児期には安全管理が中心であるが、幼児期には安全管理と安全教育の両方の側面が重要となる。

1．安全管理

　子どもを取り巻く生活環境では危険がいっぱいである。一見危険には見えない場所でも、子どもの目線に立つと危険となりうることもある。子どもは大人に比べて目線が低く、しかも視野は大人の半分と言われている。また、子どもは突然興味が変わり、突発的な行動をとることもある。そこに、いろいろな潜在的危険因子が重なると事故に結びつく。

　家庭内での安全管理は、母親が中心となり、その子どもの目線に立って周囲の様子を見渡し、環境整備をしていく必要がある。

　保育所や幼稚園では、園内・園外の子どもの生活活動エリアについての危険箇所などを記入した「ヒヤリハットマップ」や、発達段階に応じた安全チェックリストを作成し、事故予防につなげていく必要がある。施設や設備の安全チェックも定期的に行っていかなければならない。

　また、人的環境を整えていく必要もある。職員間の連携や役割分担等のマニュアル作りも大切であると同時に、保育者個々人の知識や技術の向上も事故防止には重要である。

2．安全教育

　子どもの特徴から、安全な環境を整えていくだけでは事故は防げない。発達段階に合わせて、なぜ危険なのか、どうすればよいのかなど、子ども自身で危険から身を守れるよう学習の積み重ねが必要となる。

　子どもは1歳半ごろから理解して従うようになる。しかしこの頃の理解は、継続するものではなくその場限りのものである。ゆえに幼児期前半では、危ないときに叱るだけでは効果がなく、繰り返し生活の中で、大人がいっしょに行動したり、「これはアッチッチよ」などと言葉を掛けたりしていく必要がある。

　幼児期後半に入ると、言語能力の発達により、意味を理解した言葉による教育が可能になってくる。なぜ危ないのかなど実際の例を挙げて説

明したり、子どもの発達段階に合わせて気をつけることなど、具体的な指示をしていく。

　子どもは、遊びを通して学習していくものである。事故を恐れるがあまり、過保護になり屋外で遊ばないというのではなく、生活体験を通して小さな事故を体験しながら、危険予知や判断能力を身につけていくことが望ましい。

3．事故報告書（ヒヤリハット報告書）の作成と分析

　事故の再発防止のためには、職員全体で事故を共有する必要がある。いつ、どこで、どのような状況下でその事故は起こったのか、どのように対応したのかを客観的に記録し、それを基に職員間で報告会を行う。そして話し合いを行い、事故について分析することが再発防止につながる。事故内容を分析することにより事故の傾向が分かり、予防対策を立てることができる。

　実際に事故には至らなくても、ヒヤリとする場面は多い。そのような場面も同様に分析することも、事故を未然に防ぐためには必要である。

4．安全に配慮した保育環境（予防対策）

(1) 寝返りの頃

「寝ているからだいじょうぶ」という考えは事故の元である。目を離したすきに事故が起こっている。

①転落予防

ベビーベッドに寝かせるときは、必ず柵を上げておく。ソファーなど柵がない高いところには寝かさない。

②窒息予防

ベビーベッドに縫いぐるみやタオルを置かない。掛け布団は深く掛けすぎない。よだれかけのひもは外して寝かせる。

(2) はいはいの頃

赤ちゃんの目線は予想以上に低いことを踏まえて安全対策をとる。

①窒息・誤飲予防

手でつかめる小さなものを口に入れてしまい、窒息や誤飲事故が起きる。口の中に入る大きさは、およそ直径32mmと言われている。窒息につながるものは、おもちゃやピーナッツなどである。ふだんから、乳児の手の届くところに小さなものを置かないように注意する。

②転落予防

階段や段差のあるところには、転落防止の柵を取り付ける。

③やけど予防

ポットやアイロンなどは、手の届かない所に置く。ストーブは必ず安全柵を使用する。

④その他

お座りができるようになってもまだまだバランスが悪いので、テーブルの角で頭を打つこともある。乳児が座る周りには角のとがったものがないようにする。

(3) つかまり立ち〜つかまり歩きの頃

子どもは大人の行動に興味を持つため、床だけでなくテーブルの上など、子どもの目線の高さにある危険なものを取り除く。子どもの目線や行動範囲に合わせた室内の安全対策をする必要がある。

①誤飲・窒息予防

タバコや薬、洗剤、シャンプー、化粧水などの誤飲が増える。ラップやビニール袋による窒息もこの時期に増え、使用した物はすぐ片づける、手の届かない所に置くなどの注意が必要である。

②転倒・転落予防

つかまり立ちの時期は、何にでもつかまり立とうとするがバランスが悪く、大人がそばにいて注意をする必要がある。また、歩き始めは少し

の段差でもつまずくこともあり、転んでも危なくないようなクッションガードなどの工夫をしたり、玄関や階段など段差のあるとこには近づかないよう柵をする。

③溺水予防

トイレや浴槽をのぞき込んでいて転落し、溺水するという事故が起きている。簡単にドアが開けられないような工夫をする、浴槽の水は抜いておくことなどが必要である。

④その他

テーブルの上のお茶やコーヒーなどの熱い飲み物は、やけどの原因になったり、食器や瓶などを落としてケガをすることもあるため、手の届かない中央に置く。食卓のテーブルクロスも外しておく。

(4) 走り始め〜活動的な頃

行動する範囲が広がり、いすを使って高いところに上がったりするが、バランスが悪く転びやすい時期である。危険な物の保管など、細心の注意が必要である。それとともに、安全のための意識的な指導を行っていく時期でもある。

①交通事故予防

遊びに夢中になると、周囲に注意を払うことなく道路に飛び出してしまうため、保護者や保育者が目の届く安全な場所で遊ばせる。

②転倒・転落予防

バランスを崩し、よく転倒する。つまずきやすい物はないか確認をしたり、動きやすい服装や、サイズの合った靴を選ぶことも大事である。外の景色に興味をひかれ、ベランダや窓からの転落事故が増える。窓のそばやベランダには、踏み台になるようなものは置かない。

③溺水予防

近くの池や川、浄化槽など、子どもが落ちる危険がある場所を事前に確認して、子どもたちだけで行かないように指導する。

④その他

おもちゃや遊具の安全確認をしてから遊ばせたり、ブランコや滑り台など遊具の安全な遊び方を教えることも、事故防止につながる。

第4節 主な応急処置

1．誤飲時の処置

まず、何を飲んだのかを確認する。ボタン電池など多くの場合は、消化器を通って腸から排泄されるが、飲み込んだものにより対処が異なる。食道などでとどまることもあるため、確認のための診察は必要である。何を飲んだかわからない場合や、除光液や灯油等の石油製品、トイレ洗剤や漂白剤等の強酸性・強アルカリ性の製品を飲んだ場合は、吐かせないで受診する。タバコや薬を飲んだ場合は、何も飲ませず舌の奥を押して吐かせる。口紅や乳液、クリームの場合は、経過観察をして、様子がおかしいようであれば受診する。

図表3　異物の除去法
a　背部叩打法　　　　　b　腹部突き上げ法

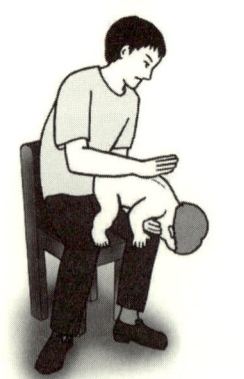

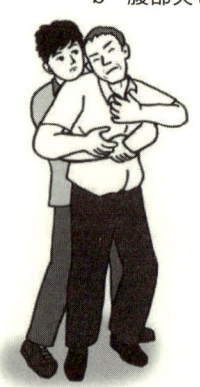

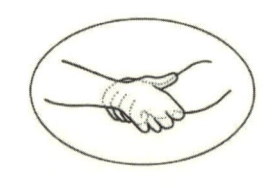

出典：［日本救急医療財団、2011］

2．窒息時の処置

　反応があり声で返答し、自分でせきもできる場合は、せきをできるだけ続けさせる。背部をたたく。反応はあるが声が出せず苦しそうな場合は、窒息とみなす。直ちに処置（腹部突き上げ法または背部叩打法（こうだ））をし、救急通報する。処置をする場合、乳児は背部叩打法を、学童期以降は腹部突き上げ法を行う（**図表３**）。反応がない場合は、直ちに救急通報と同時に心肺蘇生を行う。異物を取り除くことに時間を費やさない。

3．溺水時の処置

　意識や自発呼吸がなければ、水を吐かせる処置の必要はなく、口腔内に異物がないことを確かめ、心肺蘇生をする。1分の遅れが、子どもの回復の機会の減少につながるため、素早く医療機関へ行く。

4．ケガの処置

　転んでできた擦り傷や切り傷は、まず流水でよく洗う。消毒をしたり、傷をガーゼで覆ったりせず、傷が乾かないように、被覆材で湿潤療法を行う。深い傷や広い傷は医療機関へ行く。また深く刺さったガラスや釘は、抜くことにより出血が考えられるため、むやみに抜かない。

5．やけどの処置

　まず、痛みがなくなるまで水で冷やす。5～15分程度冷やすと、痛みは軽くなる。水泡があれば清潔なガーゼで覆い、つぶさないようにする。むやみにアロエや軟膏は塗らない。服を着ている部分のやけどは、服を無理に脱がさず流水で冷やす。水泡ができた、500円玉より広いやけど、痛みが強いときは、病院で治療を受ける。

6．頭部打撲時の処置

　倒れた所から動かさないで仰向けに寝かせ、意識の確認、出血、頭痛、コブや外傷の有無の確認を行う。頭を打って泣いてもすぐ泣きやみ、大きなケガもなく機嫌も悪くなければ心配ないことが多いが、数日間は様子を観察する。嘔吐が見られたら顔を横に向ける。意識障害が出現した場合は、速やかに救急受診する。

【参考文献】

厚生労働省「平成22年人口動態統計」2011年

厚生労働省「保育施設における事故報告集計」2012年

厚生労働省「平成24年人口動態統計」2013年

田中哲郎『保育園における事故防止と危機管理マニュアル〔改訂第4版〕』
　　日本小児医事出版社、2008年

日本救急医療財団心肺蘇生法委員会監修『救急蘇生法の指針2010（市民用・
　　解説編）〔改訂4版〕』へるす出版社、2011年

第13章

保育の衛生管理

弓場　紀子

第1節 施設内外の衛生管理

　保育所は、抵抗力が弱く、生活行動が未熟な子どもたちが集団で生活する場所のため、感染しやすい環境である。しかし、保育士はこのような環境下で子どもたちの健やかな育ちを保障しなければならないのである。そのためには、子どもたちを保育する保育士一人ひとりが正しく衛生管理をし、感染の拡大を防止する必要がある。つまり、感染予防や感染の拡大防止は、保育士一人ひとりが保育所における衛生管理について正しい知識を持ち、正しく行動することが必要不可欠となる。

　そこで、この章では「2012年改訂版 保育所における感染症対策ガイドライン」を基に、保育所で正しく衛生管理をしていくための必要事項について具体的に説明する。

1．保育室

(1) 室温・湿度・換気

①**室温**　夏期＝26〜28℃、冬期＝20〜23℃。

②**湿度**　約60％。冬など空気が乾燥しているときは加湿器を使用する。加湿器がなければ、濡れたタオルを部屋に干すなどするとよい。

③**換気**　1時間に1回、5分程度、対角にある窓やドアの隙間を5cm程度開放する。食後や排便後、嘔吐など悪臭が発生するときは、随時換気する。花粉や黄砂などが気になる季節（3〜4月）は、加湿空気清浄器を使用することが望ましい。早朝なら換気してもよい。

(2) 室温湿度調整器具

　保育室に温湿度計を設置する。数値を見ながら、適宜、冷暖房器・ストーブ扇風機・加湿器・除湿器等を活用し、保育室内の温度や湿度を調

整する。

　使用する器具は、放置しているとほこりが付き、カビが生える。運転効率が悪いだけでなく、感染源となる。使用する器具は、添付されている取り扱い説明書に従い、正しく清掃する。

(3) 床、棚、窓、テラス

　①床　掃除機をかけ、100〜300倍に希釈した逆性石けん液10％液を浸したタオルやモップで拭いた後、水拭きする。使用したタオルやモップは、放置すると感染源になる。洗浄し、よく乾かして清潔に保管する。

　②棚・窓・テラスの桟　水拭きでよいが、子どもが触れる高さの場所は消毒用アルコールが含まれたウエットティッシュで拭き、自然乾燥する。ノロウイルスやロタウイルスの発生時期は、市販されている塩素濃度6％の次亜塩素酸ナトリウム液を200〜300倍に希釈（以下、希釈した薬液）して使用する。

(4) 蛇口、水切り籠や排水口

　ブラシで食物残渣などの汚れを流水でよく洗い流した後、希釈した薬液を噴霧する。適宜、水周りは水分を拭き取り、乾燥させてカビの発生を防ぐ。

(5) 歯ブラシ・コップ・タオル・はし

　①歯ブラシ　使用後は流水でよく洗浄する。希釈した薬に30分以上漬け、再度流水でよく洗浄した後、天日干しをする。歯ブラシどうしが接触しないように、保管は個別にする。殺菌灯付き保管庫があればよりよい（乾燥させ個別に保管することで細菌の繁殖を防ぐ）。

　②タオル・コップ・はし　個人用とし、貸し借りのないようにする。毎日自宅で食器同様に洗浄してもらった新しいものを使用する。タオルは複数枚用意し、濡れたら適宜、新しいタオルに交換する。ペーパータ

オルや温風乾燥機の設置が望ましい。

(6) 遊具（特に直接口に触れる乳児用）
　①洗える物　食器扱いとし、そのつど食器用洗剤で洗った後、洗剤が残らないように流水でよく洗う。その後、天日干しをする。または50〜200倍に希釈した逆性石鹸10％液に10分以上漬け、最後に流水で洗う。天日干しは、ときどき裏返して日光がまんべんなく当たるようにする。
　②洗えない物　50〜200倍に希釈した逆性石鹸10％液を浸したタオルで拭いた後、水拭きをする。

(7) ドアノブや手すり、照明のスイッチ
　水拭きの後、70〜80％消毒用アルコールを噴霧する。または、100〜300倍に希釈した逆性石けん液を噴霧した後、水拭きをする。

2．食事、おやつ

(1) 給食室
　①原材料・生鮮食品　鮮度・期限表示・温度等を確認し、当日調理する。
　②生食用野菜・果物　洗浄・殺菌をする。
　③調理前・作業の区切り　薬用石鹸液と消毒剤で手洗いをする。
　④包丁・まな板・シンク　用途・食品別に使い分ける。
　⑤冷凍食品の解凍　冷蔵庫で行い、再冷凍はしない。
　⑥加熱調理　中心温度75℃で1分以上加熱する。
　⑦加熱した食品の冷却　速やかに冷却する。
　⑧調理後の保存　温かい物は65℃以上、冷たい物は10℃以下で保存する。
　⑨調理後の喫食　2時間以内に喫食する。
　⑩使用後の調理器具・容器　十分に洗浄・消毒する。
　⑪食品・器具の取り扱い　床から60cm以上の高さで取り扱う。

⑫調理場の環境　温度25℃以下、湿度80％以下に保つ。

⑬調理作業者の体調管理　定期的な健康診断と月1回以上の検便を実施する。下痢・発熱・化膿創などの異常がある場合は、調理作業は行わないようにする。

⑭調理時の身だしなみ　長髪は後ろで束ねる。爪は短く切る。時計やアクセサリーなど装飾品は外す。

(2) 配膳、下膳

配膳時の身だしなみについては、前項の給食室⑭と同じ。

(3) 手洗い

正しい手洗いをする。①液体石けんを泡立て、手のひらをよくこする。②手の甲を伸ばすようにこする。③指先、爪の間を念入りに洗う。④両指を合体し、指の間を洗う。⑤親指を反対の手で握り、ねじり洗いをする。⑥手首も同様にねじり洗いをする。①～⑥の行程を30秒以上泡を立てて洗った後、流水でよくすすぐ。⑦手洗い後は、タオルで水分を十分に拭き取る。⑧よく乾燥させる。

タオルで拭く場合は、乾燥した物を使用する。濡れたら適宜、新タオルに交換する。共用せず、個人使用とする。ペーパータオルや温風乾燥機の使用が望ましい。

(4) テーブル、床

食前は、テーブルを清潔な台布巾で拭き、床はタオルまたはモップで水（湯）拭きをする。食後は、食べこぼしを全て除いてから、水（湯）拭きをする。その後、消毒用アルコールを噴霧する。特に、ノロウイルスやロタウイルスなどによる感染性胃腸炎が保育所内で流行している期間中は、希釈した薬液に浸した台布巾で拭き、その後、水拭きをする。使用後の台布巾は感染源となる。洗浄し、乾燥させる。

(5) スプーン、コップ、はし

食器類は個人使用とし、共用しない。

3．調乳室

(1) 調乳（哺乳瓶を用いた粉ミルク場合）

・清潔な場所で調乳する。
・正しい手洗いをする。
・清潔な布巾を使用する。
・粉ミルクを溶かすお湯は、飲用水をいったん沸騰させて使用する。
・沸騰後30分以上放置したお湯は使用しない。
・ミルクの温度を下げる場合は、哺乳瓶のキャップより下に冷却水を当てる。
・授乳後2時間以内に使用しなかったミルクは捨てる。

(2) 調乳器具

希釈した薬液に10分以上漬けて殺菌し、流水ですすぎ、水分を拭きとって清潔に保管する。

(3) ミルク缶

ミルク缶は、高温多湿を避けた清潔な場所で保管する。開封後、1カ月以内に使い切る。

4．おむつ交換

(1) 場所

・専用の手洗い場がある場所で実施する。

(2) 手順

・おむつ替え用の敷物の上に替え用のおむつを敷く。

- 使い捨て手袋を装着する。
- 替えの用おむつの上で汚れたおむつを開く（パンツ式の紙おむつの場合はおむつの横を破って開く）。
- 微温湯で濡らしたお尻ふき用ガーゼでこすらず軽くたたくよう汚れを拭き取る（女の子は前から後ろに向かって拭く。座浴をする）。
- 使い捨て手袋を外してビニール袋へ入れ、密閉する。
- 子どもの身体を横に向けて、汚れたおむつを外す。
- 新しいおむつを当てる。
- 汚れたおむつは所定のおむつバケツに入れ確実に蓋をする。
- おむつ交換後、正しい手洗いをする。

5．トイレ

(1) 便器、トイレ用サンダル、床、ドア、窓、棚、蛇口、水周り、ドアノブ、手すり、照明のスイッチ

①便器、トイレ用サンダル　使い捨て手袋とマスクを装着する。トイレ用洗剤を用いてブラッシングをした後、流水で流す。その後、消毒用アルコールを浸したウエットティッシュで拭き、自然乾燥させる。

②床、ドア、窓、棚、蛇口、水周り　便器、トイレ用サンダルと同様の方法で毎日清潔にするが、塩素系消毒薬は金属部分には用いないよう注意する。

③ドアノブや手すり、照明のスイッチ　水拭きの後、消毒用アルコールを浸したウエットティッシュで拭き、自然乾燥させる。または、100～300倍に希釈した逆性石けん液を浸したウエットティッシュで拭き、再度、水拭きをする。

(2) トイレ使用後の手拭き

ペーパータオルを使用する。タオルを使用する場合は個人用とし、共有しない。タオルは、濡れたら適宜交換する。

(3) 汚物槽

毎日、トイレ用洗剤を用いてブラシでこすり洗い後、十分流す。

6．寝具

(1) 布団

週１回、自宅に持ち帰り、天日干しするよう保護者に説明する。

(2) 布団カバー

個人使用とし、週１回、自宅に持ち帰り洗濯するよう保護者に説明する。汚染したときは、随時新しいものと交換する。尿、糞便、嘔吐物等で汚れた場合は、使い捨て手袋を装着し、汚れを洗い流し、希釈した薬液に10分浸し、水洗いする。

7．園庭

①**砂場**　適宜、ゴミや異物を除去する。こまめに砂を掘り返して日光を当て、乾燥させる。

②**樹木、雑草、害虫、水たまり**　害虫は速やかに駆除する。雑草は定期的に除去する。水たまりができないよう土で埋めるなど工夫をする。

③**小動物**　毎日、小動物の飼育場所にある糞尿は廃棄し、食べ残しのえさは回収する。飲み水は毎日、汚染していたらそのつど交換する。飼育後は、正しい手洗いをしっかり行う。

8．プール

①**水質**　遊戯残留塩素濃度が0.4mg/Lから1.0mg/Lに保てるように、毎時間、水質検査を行う。濃度が低下している場合は消毒剤を追加するなど、適切に消毒する。

②**シャワー、お尻洗い、うがい**　プール遊びの前に、全身シャワー、お尻洗いをする。プール遊びの後に全身シャワー、うがいをする。

③たらい　排泄が自立していない乳幼児は、個別のたらいでプール遊びをする。

第2節　人の衛生管理

1．職員（保育士）

(1) 服装・頭髪・爪
・毎日着衣は洗濯する。汚れたら随時交換する。
・長髪の場合は後ろで束ね、おだんごにする。
・爪は短く切る。

(2) 体調管理
①発熱、せき、下痢、嘔吐がある場合　速やかに医療機関へ受診する。
②下痢、嘔吐の症状や化膿創がある場合　食物を直接取り扱わない。
③せきやくしゃみがある場合　マスクをする。マスクがなくてせきやくしゃみが出そうになった場合は、ハンカチ、ティッシュ、タオル等で口を覆う。素手でせき・くしゃみを受け止めた場合は、すぐに正しい手洗いをする。
④予防接種および罹患歴がなくワクチン未接種の場合　速やかに予防接種を受ける。

(3) 手洗い
食事の前、トイレの後、おむつ交換の後、清掃の後、外から帰ったときは、随時、正しい手洗いをする。

(4) 尿、糞便、吐物、血液等の取り扱い

①子どもの鼻水や血液を触った場合　随時正しい手洗いをし、消毒用アルコールを噴霧する。

②ノロウイルス、ロタウイルスが疑われる嘔吐・下痢を処理する場合

使い捨て手袋を装着し、マスク、ゴーグル、エプロンをして身体に付着しないようにする。嘔吐物・排泄物は50倍に希釈した次亜塩素酸ナトリウム液に浸したペーパーガーゼで包み、ビニール袋に入れて密閉して捨てる。使用した手袋・マスクも同様に捨て、正しい手洗いをする。ゴーグルやエプロンは、同様の薬液で浸け置きし、水洗いをして乾燥させる。

2．園　児

(1) 体調管理

・規則正しい生活をする。

・しっかり食べて、たくさん遊んで、ぐっすり眠る。

・動きが増える６カ月以降は、大人より１枚薄着で生活する。

・予防接種可能時期になれば、予防接種を受ける。

・発熱があり、下痢や嘔吐の症状が見られ、水分摂取ができなければ、速やかに医療機関を受診する。

・手洗い、うがい、歯磨きを励行する。

(2) せきエチケット

①せきやくしゃみがある場合　可能ならばマスクをする。

②マスクがなくてせきやくしゃみが出そうになった場合　ハンカチ、ティッシュ、タオル等で口を覆う。

③素手でせき・くしゃみを受け止めた場合　すぐに正しい手洗いをする。

(3) 服装・頭髪・爪

・毎日、清潔な衣服を着用する。汚れたら随時、交換する。
・頭髪は毎日洗う。プールの時期は、シラミの卵の有無を保育士が確認する。
・爪は短く切る。

3．保護者

(1) 体調管理
発熱、下痢、嘔吐やせき・くしゃみがある場合は、本節「1 職員」と同様。

(2) 手洗い
「1 職員」と同様。

(3) 子どもへの関わり
　体調管理、身体の清潔、せきエチケット、健康管理行動（手洗い、うがい、歯磨き）ができない年齢の場合は、保護者が実施し、しだいに保護者がモデルとなり、子ども自身も衛生管理行動がとれるように働きかける。

(4) 尿、糞便、吐物、血液等の取り扱い
　ノロウイルス、ロタウイルスが疑われる嘔吐、下痢を処理する場合は、素手で触らず使い捨て手袋を装着する。あればマスク、なければタオルなどで口や鼻を覆い、身体に付着しないようにする。嘔吐物、排泄物および汚染された衣服の対応は、「1 職員」と同様。

第3節 保育所における主な感染症とその対策

1．インフルエンザ

　毎年10月以降、インフルエンザの発生を予防するために予防接種を勧奨する。また流行期間中（12月上旬～翌年3月頃）は、部屋の加湿および水分補給、うがいができる年齢の子どもには適宜うがいをさせるほか、園児の喉の乾燥を防いだり、手洗いを励行したりするように働きかける。また可能な年齢になれば、せきエチケットを促す。特に、職員は厳守する。送迎者が罹患しているときは、送迎を控えてもらう。どうしても送迎せざるを得ない場合は、必ずマスクを着用してもらう。インフルエンザ症状が疑われる園児は、可能ならばマスクをさせ、速やかに保護者に連絡し受診させる。園児が直接触り、唾液やたんなどの体液が付着しているものは、消毒用アルコールで消毒する。インフルエンザの確定診断がついた場合は、保護者より報告を受け、職員全員がマスクを着用する。園児にも、マスクを装着できる年齢の場合はマスクを装着させ、流行中は手洗いを徹底し、手洗い後は消毒用アルコールを噴霧するなどし、感染拡大を最小限にする。

2．腸管出血性大腸菌感染症（O157、O26、O111等）

　食材は衛生的に取り扱い、適切な温度で保管する。十分に加熱して調理する。加工食品や調理済みの食材を使用する場合は、その食品が衛生的に調理・管理されているかを確認する。手洗いを励行する。
　家庭においても、食材はしっかり加熱し、生食はしないように伝える。腸管出血性大腸菌感染症状が疑われる園児は、速やかに保護者に連絡し受診させる。確定診断がついた場合は保護者より報告を受け、保健所に

届け、保健所の指示に従い消毒を徹底する。プールで集団発生することもある。低年齢児の簡易プールは、塩素消毒基準を厳守し、十分に注意する。

3．感染性胃腸炎（ノロウイルス・ロタウイルス感染症）

嘔吐、下痢などの症状が見られた場合は、応援を要請し、速やかに周りにいる子どもたちを別室に移動させ、部屋の窓を開けて換気をする。処理した保育士が感染したりウイルスを付着させて移動したりすることがないように、マスク、使い捨て手袋、エプロン、ゴーグルを装着する。嘔吐物は、50～60倍に希釈した次亜塩素酸ナトリウム液を含ませた雑巾またはキッチンペーパーなどで5～10分覆って拭き取り、ビニール袋に入れて完全に密閉して捨てる。その後、嘔吐場所3m四方の床を、50倍に希釈した次亜塩素酸ナトリウム液で拭く。その際、換気を忘れない。

汚染した衣服は、二重のビニール袋に密閉して家庭に返却する。家庭での消毒方法（マスクと使い捨て手袋をしたうえで、バケツなどでまず水洗いをし、家庭用漂白剤を200倍以上で希釈した消毒液で漬け置き洗いをする。それから洗濯機で洗う。不要であれば捨てる）について保護者に伝える。

処理に使用した物は全て破棄する。食品は、85℃1分以上の加熱消毒をする。食器は熱湯1分以上または50～100倍に希釈した次亜塩素酸ナトリウム液を用いて洗浄する。速やかに保護者に連絡し、受診させる。確定診断がついた場合は保護者より報告を受け、集団発生に注意する。また、登園許可を受けた園児の排便からは2～3週間ウイルスの排泄が続くので、便の処理に注意する。

なお、消毒薬の種類と使い方については、「2012年改訂版　保育所における感染症対策ガイドライン」等を参照されたい。

【引用・参考文献】

今村榮一・巷野悟郎編著『新・小児保健〔第13版〕』診断と治療社、2010年

大場幸夫監修『保育所保育指針ハンドブック〈2008年告示版〉－ポイント＆実践サポート』学習研究社、2008年

厚生労働省雇用均等・児童家庭局母子保健課「児童福祉施設における食事の提供ガイド」2010年

厚生労働省「保育所における感染症対策ガイドライン〔2012年改訂版〕」2013年

第14章
子どもの健康・安全を守る組織的取り組み

西山　里利

第1節 健康・安全に関する組織的取り組み

　子どもの健康・安全を守り、健やかな成長・発達を支援するためには、施設（園）内外における体制を整えるとともに家庭との連携を図り、計画的に実施・評価していくことが重要である。

1．職員間の組織的取り組み

　子どもの健康と安全を守るために、園長・所長（以下「施設長」という）の指揮の下、全職員が連携して取り組むことが必要である。

（1）職員構成

　保育所の職員構成は、施設長、保育士、嘱託医、看護師・保健師、栄養士・調理員、事務員・用務員等で構成される。このうち、保育士、嘱託医、調理員については、児童福祉施設の設備及び運営に関する基準第33条に基づき、配置が定められている。ただし、調理員については、調理業務の全部を委託する施設においてはこの限りではない。

　保育士、嘱託医（小児科・歯科）、看護師・保健師、栄養士は、それぞれ、保育士、医師・歯科医師、看護師・保健師、管理栄養士・栄養士免許の有資格者である。調理員には、調理師免許有資格者もいる。施設長については、現在、資格に関する明確な法的規定はないが、保育士免許や社会福祉主事任用資格等を有する者がいる。

　この他、施設によって、健診医（眼科・耳鼻咽喉科）や臨床心理士、食育アドバイザー等を配置しているところもある。

（2）組織体制

　子どもの健康・安全に関して、保育所保育指針に基づく事項が円滑に

遂行されるよう、施設長の下、保育士、嘱託医、看護師・保健師、栄養士・調理員、事務員・用務員等が組織化されている。

指揮系統は、「①施設長－②主任保育士」の順で構成されている施設が多い。①－②の下に位置づけられる③は、施設によってさまざまな系統がある。例えば、〈保育士〉〈看護師・保健師〉〈栄養士・調理員〉〈事務員・用務員〉を同列とした③もあれば、〈保育士、看護師・保健師〉〈栄養士・調理員〉〈事務員・用務員〉というように、保育士と看護師・保健師をいっしょに位置づける施設もある。また、②と同列に事務職を置き、その下に栄養士・調理員を位置づけるところもある。

(3) 職員間の連携

組織図に基づき、各職種・職員が構成員の一員であることを認識し、その役割（**図表1**）を果たすことが重要である。

施設長は、組織における長期的な方針や方向性を定め、保育課程に基づいた保育計画・食育計画を策定する。各職種の専門性を踏まえた年間計画に基づく業務調整を行う。具体的な計画では、施設長と主任保育士、他の職員の協働により立案する。

職員は、子どもの健康状態、栄養状態、発育・発達状態、養育環境、感染症や疾病異常、傷害発生とその対処・予防、栄養・食生活等について、子どもと保護者から情報収集する。収集した情報は、その役割を担う職種と共有し、健康の維持増進、成長発達支援、問題解決等に向けて、組織図に従って全職員で取り組む。迅速かつ円滑な実践には、日々の職員どうしの緊密なコミュニケーションや、各職種の専門性を把握したうえでの相互理解が重要となる。

組織運営では、連絡会等の運営（定期または不定期、事例検討会等）、各職種の資質向上（勉強会・講習会の参加や実施等）、連携システムの構築、スーパーバイザー（研究者・専門家等）によるサポート（助言・相談）等により、職員間の連携を強化していく。

図表1　保育に関わる専門職の役割

職種	役割
嘱託医	・保育所の子どもの発育・発達状態の評価、定期及び臨時の健康診断とその結果に関するカンファレンス ・子どもの疾病及び傷害と事故の発生時の医学的処置及び医学的指導指示 ・感染症発生時における指導指示、学校伝染病発生時の指導指示、出席停止に関する指導 ・予防接種に関する保護者及び保育士等に関する指導 ・衛生器材・医薬品に関する指導及びその使用に関する指導　等
看護師等	・子どもや職員の健康管理及び保健計画等の策定と保育における保健学的評価 ・子どもの健康状態の観察の実践及び保護者からの子どもの健康状態に関する情報の処理 ・子どもの健康状態の評価判定と異常発生時における保健学的・医学的対応及び子どもに対する健康教育 ・疾病異常・傷害発生時の救急的処置と保育士等に対する指導 ・子どもの発育・発達状態の把握とその評価及び家庭への連絡 ・乳児保育の実践と保育士に対する保健学的助言　等
栄養士	・食育の計画・実践・評価 ・授乳、離乳食を含めた食事・間食の提供と栄養管理 ・子どもの栄養状態、食生活の状況の観察及び保護者からの栄養・食生活に関する相談・助言 ・地域の子育て家庭からの栄養・食生活に関する相談・助言 ・病児・病後児保育、障害のある子ども、食物アレルギーの子どもの保育における食事の提供及び食生活に関する指導・相談 ・食事の提供及び食育の実践における職員への栄養学的助言　等
調理員	・食事の調理と提供 ・食育の実践　等

出典：[厚生労働省、2008] pp.175-176を基に作成

特に、連携システムの構築では、①情報伝達、②見える化、③ITの活用について検討し、効率的に協働できる環境を整える。①では、ひな形の利活用、チェックリストの作成等、②は、共通事項に関するマニュアル化、突発的事項に関する対処方法のフローチャート作成等、③は、関係省庁に関する情報収集、SNS（ソーシャル・ネットワーキング・サービス）の活用等である。

2. 施設（園）外との組織的取り組み

(1) 専門機関・地域との連携

　職員間および家庭との連携と併せて、①保健医療、②療育、③行政、④教育、⑤防犯・防災等、関係機関との連携が重要である。

　①では、保健センター、保健所、病院や診療所等の医療機関（歯科を含む）等から情報や技術の提供が受けられるように積極的に取り組む。嘱託医との連携では、例えば、感染症の流行地域の早期把握や、子どもと保護者の受診時の様子等、施設では得られない情報を得る。保健所や保健センターでは、不適切な養育や虐待の疑い等について、児童相談所と併せて連絡・報告することで、子どもと保護者への早期対応を図る。保護者や職員に向けた指導・教育プログラムでは、保健所や医療機関等から協力（講師派遣等）を得て、食育や疾病予防等に関する講演会や勉強会を企画・運営する。

　②では、障害等のある子どもに関して、療育に携わる専門職・機関と連携を図る。専門的知識・技術を得るとともに、子ども・保護者の様子に関する情報を交換し、障害および子どもと保護者の理解を深める。

　③では、関係省庁から出されている情報を積極的に収集する。厚生労働省から提供されている「保育所における感染症対策ガイドライン」「保育所におけるアレルギー対応ガイドライン」、「保育所における食事の提供ガイドライン」もある。感染症対策については、ここで紹介されている「保育園欠席者・発症者情報収集システム（保育園サーベイランス）」の活用が有効である。これは、嘱託医との連携がとれる感染症発症情報に関するデータベース・ネットワークシステムである。この他、自治体の保健所では、健康診査や保健指導が行われている。関係機関との情報交換により連携を密接に図り、子どもや保護者の支援につなげていく。

　④では、保育の連続性の観点から、施設と小学校の保健活動のつながりを踏まえ、健康状態、発育・発達状態、既往症や事故の状態等の情報

を有効に活用する。情報提供時は、保護者の了解を得ておく必要がある。この他、感染症の流行等についても情報交換し、集団における感染拡大の防止に努める。

⑤では、災害発生や災害訓練時および不審者の侵入等に関して、日頃から、近隣住民、医療機関や保健所、警察や消防等と密接な関係づくりを行い、発災・発生時に備える。

(2) 円滑な連携を図るために

関連機関との連携においては、日頃からコミュニケーションを図り、連絡・報告・相談がスムーズに行えるように関係を築いておく。各組織の役割の把握、専門的な情報の交換、担当部署・担当者に関する窓口の一本化、責任の所在を明確にする等の体制を整備する。

また、園長会や保健部会等を通して、施設（園）どうしの連携を強化することも重要である。施設単体で取り組むのではなく、各施設の共通事項について相互交流を図り、いっしょに取り組むことで効率性を高めることができる。

第2節 家庭との連携に関する組織的取り組み

1．家庭との連携に関する取り組み

(1) 連携の内容

家庭との連携では、子どもおよび保護者一人ひとりに着目した個々の関わりと、一斉に行われる集団を対象とした関わりがある。

前者では、まず、入所時、子どもの心身の状態、生活状況、養育環境、既往歴や予防接種歴、過去の傷害を伴う事故、かかりつけ医、内服薬の有無等について、保護者から情報を得る。経時的・継続的な援助が

必要と考えられる情報については、施設で定められている所定用紙に記録し、職員間で共有する。子どもの観察とともに、保護者からの情報は、家庭との連携において重要である。子ども一人ひとりの特性を踏まえて、日々、情報収集および保護者との交流に努める。

後者では、掲示板への掲示・Webサイトへの掲載、園のしおりや園・保健だよりの配布、入所説明会および定期的な父母会・保護者会の開催、通信技術の活用等により、内容に応じた情報提供、注意喚起、意見交換や相談等を行う。内容は、基本的な取り組み方針、季節・時期に特有の疾病（感染症含む）・事故、季節に応じた食事・献立、子育て上の悩みに関する対処法、災害時における情報等である。

特に、災害時の情報では、避難情報、安否確認等、正確で迅速な情報の送受信が求められる。通信方法には、災害用伝言ダイヤル（電話による伝言板システム）やTwitter（ツイッター）、SNS等がある。

このように、必要な情報を効果的な方法（個別・一斉・掲示・配付・対面・インターネット等）でタイムリーに提供していくことが求められる。

(2) 連携における組織的取り組み

組織的な活動では、①親子のきずな、②保護者間のつながり、③両親の就労による時間的な制約、④災害時の備え、⑤医療的ケアの必要な子ども等に対して、支援が行われている。組織図に基づき、全職員あるいは関連職種が協働して、家庭との連携を図っていく。

①では、保育参観、親子遠足、父親参加による遊びの企画・運営等があり、施設における子どもの姿を保護者に知ってもらう場を提供する。②では、父母会・保護者会に加え、運動会や園庭開放により、保護者どうしの交流につなげていく。③は、降園時間の延長に対して、延長保育を実施する。④では、保護者参加による避難訓練（引き渡し等）や安否確認の情報提供等を行う。⑤では、嘱託医や地域の医療機関（専門診療科）を交えた情報交換を、入所時および必要時に行う。必要な処置、施設ま

たは家庭で行う処置等について、施設−保護者間で共有し、支障なく医療的ケアが行われるように体制を整えていく。

2．子どもと保護者に対する倫理的配慮

全国保育士倫理綱領でも示されているとおり、子どもの最善の利益を尊重し、保護者と協力しながら、責務と倫理を踏まえた関わりが求められる。

子どもや保護者との関わりにおいては、特に、疾病・傷害等に関する身体的状態、気持ちや思い等の心理的状態、障害等に関わる発達上の問題等については、特に倫理的な配慮が必要である。子どもや保護者に無理に発言を求めず、話せる状態や段階になるまで見守ることが重要である。

また、プライバシーに関わる事項については、援助や支援に必要な内容であり保護者が望んでいる場合、または許可・承諾している場合に限り、その業務においてのみ、その情報を取り扱う。特に、業務に関して知り得た情報、個人情報については、児童福祉法第18条の22および個人情報保護に関する法律に規定されているとおり、守秘義務を遵守する。

情報漏洩の防止については、各職員が口外しない、個人が特定されない記録方法を用いる等が必要である。組織的取り組みでは、職員の倫理に関する指導・教育（個別指導、定期的な勉強会等）、記録物の管理徹底（鍵管理、公開する情報の確認等）、倫理に関するマニュアルの整備（職員間の共通認識の明文化、行動・対応の標準化）、チェック機構の充実（担当者の配置、委員会等の設置等）により、管理体制を整備する。

第3節 組織的取り組みに関する評価と改善

　保育所における自己評価のあり方については、2009年に厚生労働省がガイドラインを示した。具体的な評価方法として、保育士等個人によって行われるものと、保育所（組織）として行われるものとして、PDCAサイクルによる自己評価の理念モデル（図表2）がある。

1. PDCAサイクルの概要

　組織的・継続的な取り組みには、PDCAサイクル（Plan 計画・Do 実践・Check 評価・Action 改善）に従い、より良い計画に修正・改善していくことが重要である。

　子どもの健康・安全を守るためには、実践・教育・管理の視点から、〈対策の確立〉〈教育の充実〉〈体制の整備〉を目指し、それぞれPDCAサイクルにのっとって計画・実践・評価・改善を図る。それを具体的に示

図表2　自己評価の理念モデル

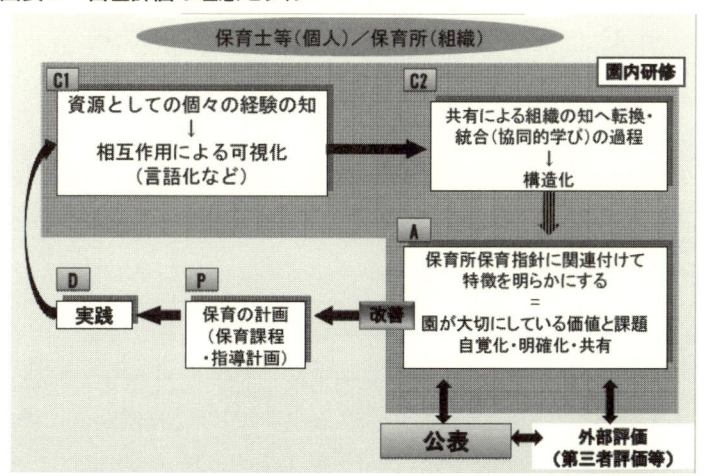

出典：［厚生労働省、2009］

図表３　子どもの健康・安全を守るための組織的取り組み

```
          感染症予防、事故予防、防災・防犯・不審者等
    ┌──────────────┬──────────────┬──────────────┐
    │  対策の確立  │  教育の充実  │  体制の整備  │
    ├──────────────┼──────────────┼──────────────┤
    │・組織全体によ│・保育者の質の│・専門担当者の│
    │  る検討・確立│  向上（知識・│  配置        │
    │・職員一人ひと│  技術の獲得）│・検討委員会の│
    │  りの高い意識│・子ども、保護│  設置        │
    │  と徹底した実│  者への指導（│・横断的な組織│
    │  施          │  情報提供、意│  体制        │
    │              │  見交換、指導│・チェック機構│
    │              │  ・助言等）  │  の充実      │
    │              │              │・マニュアルの│
    │              │              │  整備        │
    │              │              │・発生時対応の│
    │              │              │  体制        │
    └──────────────┴──────────────┴──────────────┘
                                              （筆者作成）
```

すと、**図表３**のようになる。

２．PDCA サイクルの循環

(1) 計画

　施設長および主任保育士を中心として、保育課程に基づいた保育計画策定時、組織的取り組みに関する計画を含めた立案を行う。

　年間計画、時期計画、月間計画では、具体的に活動内容を書き出す。〈対策の確立〉〈教育の充実〉〈体制の整備〉について、時間、マンパワー、経費等、具体的な実施計画を立てる。保育士、看護師・保健師、栄養士等の専門性を生かし、各職種の役割・機能に基づいた計画とする。「保育課程－年間計画・時期計画・月間計画」の連関とともに、「保育計画－保健計画－栄養・食育に関する計画」が連関するように、職種間の連携を図ることが重要である。

(2) 実践

　実践においては、施設長の下、全職員が専門性を発揮し、協働して取り組む。具体的には、週案・日案に従って行う。このとき、後で評価に生かせるように、適宜、子どもと保護者の様子、職員の行動や対応、他

職種の関わり等について記録しておく。

(3) 評価

〈対策の確立〉〈教育の充実〉〈体制の整備〉について、計画および実践したことに対する評価を行う。評価対象は、組織全体、管理者（施設長）、各職員である。評価のための情報は、職員間（施設長および職種間）の評価、子どもと保護者からの直接的・間接的な評価と併せて、研究者や専門家等による第三者評価により行う。評価時期は、定期的または突発的事項が発生した場合、必要に応じて行う。

(4) 改善

評価を受けて改善を図る。子ども一人ひとりの特性を踏まえた関わりや、迅速で円滑な組織としての対応、各職員の専門性を生かした援助が行えるよう、評価結果を基に、全職員で解決策・改善案を検討する。
　具体的には、文献検討や研究会等による情報収集、施設（園）どうしの情報交換、定期的な研修会・講習会の開催・参加等によって、質の向上に努める。
　また、組織体制の改善では、継続可能な組織のあり方や組織システムの統一等について、職員間でブレインストーミングやワークショップを行い、より適切な体制づくりを導き出す。

3．より良い組織づくりに向けて

　組織が円滑に機能するためには、構成員一人ひとりが組織の一員であることを認識すること、各職員が専門性を発揮して役割を遂行すること、リーダーシップおよびメンバーシップによりチームワーク力を上げることが必要である。さらに、施設（園）外の情報の収集能力や、他機関とのコミュニケーション能力等が求められる。施設長や主任保育士、リーダー担当者には、組織全体を見て分析し、マネジメントする力も求めら

れる。

　これらの力を習得するために、保育者は日頃から自己研鑽し、資質向上に努めることが重要である。

【引用・参考文献】
　柏女霊峰監修、全国保育士会編『改訂版全国保育士会倫理綱領ガイドブック』全国社会福祉協議会、2009年
　厚生労働省『保育所保育指針解説書』フレーベル館、2008年
　厚生労働省「保育所における自己評価ガイドライン」2009年
　西村重稀・矢藤誠慈郎・石川昭義・森俊之・青井夕貴「保育所長の資格及び資格取得方法とその後の研修のあり方に関する研究」『保育科学研究』第1巻、社会福祉法人日本保育協会日本保育研究所、2011年、pp.22-48.
　西山里利「事故防止および健康安全管理に関する組織的取り組み」新保育士養成講座編纂委員会編『子どもの保健〔改訂1版〕』（新・保育士養成講座第7巻）全国社会福祉協議会、2012年、pp.270-279

第15章

母子保健対策と保育

堀　純子

第1節 母子保健と子ども

1．母子保健の意義

　現在、日本は母子保健関連の指標やサービス等において世界最高水準となっているが、これは母子保健事業の推進に伴い実現したものである。

　乳幼児期の子どもの健康は、先天的にも後天的にも親から多大な影響を受ける。子どもの保健を考えるうえで、子ども自身だけではなく、特に妊産婦および母の健康の重要性を全ての人が認識することは大切なことである。現在、思春期頃から妊娠前までの時期においても、段階的に母子保健の意義について知る機会を持つことが望まれている。さらに、母子保健の対象は母親だけではなく、父親にも広がりつつある。また、少子高齢化や核家族化が進む中、地域でのサポートの重要性も増している。このように、生涯にわたって母子保健の意義を考えることが次世代を育成するために必要となっている。

2．「健やか親子21」

　「健やか親子21」は、21世紀の母子保健分野の国民運動計画であり、各課題について具体的な目標を掲げている（図表1）。2001年に当初10年で計画されていたが、その後、期間を延長し、2014年までとなった。

　「健やか親子21」において、「妊娠・出産に関する安全性と快適性の確保」という課題を達成するための一つとして、2006年、マタニティマークを作り、妊産婦に優しい環境づくりを推進している。マタニティマークとは、妊産婦が交通機関等を利用する際に身につけ、周囲が妊産婦への配慮を示しやすくするものであり、交通機関、職場、飲食店、その他の公共機関等が、その取り組みや呼びかけ文を付してポスターなどとし

図表1 「健やか親子21」の推進（2006〜2014年）

課題	主な目標（2014年）	対象
①思春期の保健対策の強化と健康教育の推進	・10代の自殺率（減少傾向へ） ・10代の人工妊娠中絶実施率（減少傾向へ） ・10代の性感染症罹患率（減少傾向へ）	応援期 思春期
②妊娠・出産に関する安全性と快適さの確保と不妊への支援	・妊産婦死亡率（半減） ・産後鬱病の発生率（減少傾向へ） ・産婦人科医、助産師の数（増加傾向へ）	妊産婦期〜産褥期 胎児期〜新生児期
③小児保健医療水準を維持・向上させるための環境整備	・全出生数中の低出生体重児の割合（減少傾向へ） ・不慮の事故死亡率（半減） ・妊娠中の喫煙率、育児期間中の両親の自宅での喫煙率（なくす）	育児期 新生児期〜乳幼児期 乳幼児期〜小児期
④子どもの心の安らかな発達の促進と育児不安の軽減	・虐待による死亡数（減少傾向へ） ・出産後1カ月時の母乳育児の割合（増加傾向へ） ・親子の心の問題に対応できる技術を持った小児科医の割合（増加傾向へ）	育児期 新生児期〜乳幼児期 乳幼児期〜小児期

出典：「健やか親子21」公式ホームページ http://rhino.med.yamanashi.ac.jp/sukoyaka/ を基に作成

図表2 マタニティマークについて

妊産婦さんへの思いやり
＜皆さんへのお願い＞

妊娠中、特に初期のお母さんは、外見からは、妊婦であるか判断しにくかったり、「つらい症状」がある場合もあります。あなたの住んでいる街や職場などで、このマークを付けているお母さんを見かけたら、皆さんからの思いやりある気遣いをお願いいたします。

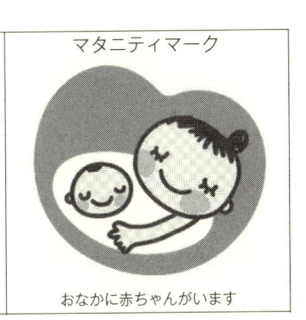

マタニティマーク

おなかに赤ちゃんがいます

出典：http://www.mhlw.go.jp/houdou/2006/03/h0301-1.html

て掲示し、妊産婦に優しい環境づくりを推進するものである（図表2）。

第2節 母子保健に関するわが国の現状

1．少子化の現状

　合計特殊出生率とは、14〜49歳までの年齢別出生率を合計して算出し

図表3　出生数および合計特殊出生率の推移

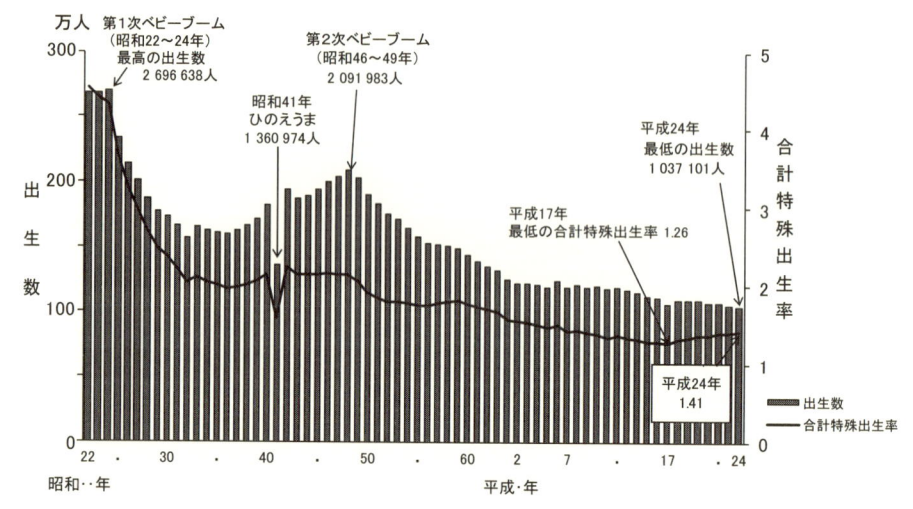

出典：厚生労働省「2012年人口動態統計の年間推計（2013年1月1日）」を基に作成

た、一人の女性が一生の間に生む子どもの推定値である（年齢別出生率は、14～49歳の女子について、それぞれの年齢の出生数／女子人口を計算する）。これは、少子化の動向を知る指標として用いられることが多い。毎年6月頃に前年の集計結果速報値が厚生労働省より発表される。

　日本の合計特殊出生率は、第2次ベビーブームの1973年に2.14となったがそれ以降下降し続け、2005年には最低の1.26まで低下した（**図表3**）。その後少し回復し、2010年、2011年は1.39と横ばい、2012年は1.41と微増した。しかし出生数では、2012年は103万7101人で前年より1万3705人減少し、過去最低である。出生率（人口千対）でも、8.2と前年を下回った。また、第一子出生時の母の平均年齢は、30.3歳と上昇傾向である。

　先進諸国と合計特殊出生率を比較すると、アジアなど一部の国よりは高い値だが、欧米の多くの国よりは低い値となっている。欧米では少子化対策の効果によって合計特殊出生率が回復した国もあるが、日本はまだその効果が現れているとは言えない状況である（**図表4**）。

図表4　主要国の合計特殊出生率

国名	合計特殊出生率
フランス	2.01（2011）
イギリス	1.96（2011）
スウェーデン	1.90（2011）
アメリカ	1.89（2011）
イタリア	1.40（2011）
日本	1.41（2012 暫定値）
ドイツ	1.36（2011）
韓国	1.30（2012 暫定値）
シンガポール	1.29（2012）

出典：厚生労働省「2013年人口動態総覧（率）の国際比較」より一部抜粋

図表5　主要国の乳児死亡率

国名	乳児死亡率（出生千対）
シンガポール	1.8（2012）
スウェーデン	2.1（2011）
日本	2.2（2012 暫定値）
イタリア	3.4（2010）
ドイツ	3.5（2011 暫定値）
フランス	3.5（2010）
イギリス	4.3（2010）
アメリカ	6.1（2011）

出典：厚生労働省「2012年人口動態総覧（率）の国際比較」より一部抜粋

2．子どもの死亡から見た現状

(1) 乳児期・周産期の死亡数と死亡率

　2012年（暫定値）の数値を見ると、乳児死亡数は2298、新生児死亡数は1064、乳児死亡率は2.2（出生千対）、新生児死亡率は1.0（出生千対）であり、周産期死亡率とともに減少傾向が続いている。先進諸国との比較においても、日本の乳児死亡率は最低水準である（**図表5**）。

　また、死産数は2万4804胎で前年より947胎減少し、死産率（出産〈出生＋死産〉千対）は23.4（自然死産率10.8、人工死産率12.6）で前年を下回った。

(2) 子どもの死因

　0歳では「先天奇形等（先天奇形、変形および染色体異常）」が占める割合が3分の1以上と非常に高い。第2位は「呼吸障害（周産期に特異的な呼吸障害及び心血管障害）」であり、第3位の「乳幼児突然死症候群」と第4位の「不慮の事故」では窒息が多いことから、呼吸器に関わるものも多い。

　0歳の第4位、1〜4歳の第2位、5〜9歳の第1位は「不慮の事故」であり、さらなる対策が必要である（第12章162ページ参照）。

第3節 母子保健対策

1. 母子保健関連の法律

(1) 母子保健法

母子保健法は以下の目的で1965年に制定された。妊娠の届け出や母子健康手帳などについても定められている。

> (目的)
> 第1条　この法律は、母性並びに乳児及び幼児の健康の保持及び増進を図るため、母子保健に関する原理を明らかにするとともに、母性並びに乳児及び幼児に対する保健指導、健康診査、医療その他の措置を講じ、もつて国民保健の向上に寄与することを目的とする。

(2) 男女雇用機会均等法

男女雇用機会均等法の中に、妊産婦について以下のような記載がある。

①事業主は、女性労働者が妊産婦のための健康診査等を受診するために必要な時間を確保することができるようにしなければならない（第22条）。

②事業主は、女性労働者からの「母性健康管理指導事項連絡カード」の提出等により、健康診査等の結果、主治医から指導を受けた旨の申し出があった場合には、同カード記載内容等に沿って必要な措置を講じなければならない（第23条）。例えば、「妊娠中の通勤緩和」では時差通勤や勤務時間の短縮、「妊娠中の休憩」では休憩時間の延長や休憩回数の増加、「妊娠中又は出産後の症状等への対応」では作業の制限、勤務時間の短縮、休業等が措置として考えられる（図表6）。

図表6　母性健康管理指導事項連絡カードにおける指導事項

症状等	（症状が著しい）つわり、妊娠悪阻、妊婦貧血、子宮内胎児発育遅延、切迫流産、切迫早産、妊娠浮腫、妊娠蛋白尿、妊娠高血圧症候群（妊娠中毒症）、妊娠前から持っている病気（妊娠により症状の悪化が見られる場合）、妊娠中にかかりやすい病気（〈症状が著しい〉静脈瘤・〈症状が著しい〉痔・〈症状が著しい〉腰痛症・膀胱炎）、多胎妊娠、産後の回復不全、等
標準措置	休業（入院加療又は自宅療養）、勤務時間の短縮、負担の大きい作業の制限、長時間の立ち作業の制限、同一姿勢を強制される作業の制限、腰に負担のかかる作業の制限、長時間作業場を離れることのできない作業の制限、寒い場所での作業の制限、等 ＊症状により異なる、同症状でも軽症と重症で異なる措置もあり

(筆者作成)

(3) 労働基準法

労働基準法では妊産婦の労働について、以下のような軽減措置が定められている。

①産前・産後休業（第65条第1項及び第2項）

産前は女性が請求した場合に6週間（多胎妊娠の場合は14週間）、産後は原則として8週間、女性を就業させることができない。ただし、産後6週間を経過後に、本人が請求し医師が支障ないと認めた業務については就業させることができる。

②妊婦の軽易業務転換（第65条第3項）

妊娠中の女性が請求した場合は、他の軽易な業務に転換させなければならない。

③妊産婦等の危険有害業務の就業制限（第64条の3）

妊産婦等については、妊娠、出産、哺育等に有害な業務に就かせることはできない。

④妊産婦に対する変形労働時間制の適用制限（第66条第1項）

変形労働時間制がとられる場合でも、妊産婦が請求した場合は、1日8時間および1週間について40時間を超えて労働させることはできない。

⑤妊産婦の時間外労働、休日労働、深夜業の制限（第66条第2項・第3項）

妊産婦が請求した場合は、時間外労働、休日労働および深夜業をさせることはできない。

⑥育児時間（第67条）

生後満1年に達しない生児を育てる女性は、1日に2回各々少なくとも30分の育児時間を請求することができる。

2．地域での対策

(1) 妊娠の届出と母子健康手帳の交付

市町村の母子保健を担当する部署に妊娠届を提出すると、母子健康手帳が交付される。これにより妊婦および乳幼児の健康診査、保健指導や予防接種などの保健サービスが受けられる。

母子健康手帳は2012年に改正された。主な改正点は以下の5点である。

①妊娠経過の記載欄について改正（自由記載欄の拡充等）。

②成長発達の確認項目の一部について、達成時期を記載する形式に改める（しましたか→いつですか）。

③新生児期・1カ月健診時の情報の拡充（胆道閉鎖症等の早期発見のために便色カードを追加等）。

④2010年乳幼児身体発育調査の結果に基づき、乳幼児身体発育曲線と幼児の身長体重曲線を改正。

⑤任意記載ページについて改正（予防接種スケジュール例、胎児発育曲線、18歳までの成長曲線等の追加）。

母子健康手帳は母子保健の向上に多大な功績を残してきた。今後も大いに活用することが望まれる。

(2) 妊婦健康診査

居住地の市町村が妊婦健康診査を委託している医療機関において妊婦が健康診査を受けると公費助成を受けることができる。負担額や回数は上限がある。妊娠23週までは4週間に1回、少なくとも毎月1回、妊娠

24週から35週までは2週間に1回、妊娠36週以後出産までは1週間に1回以上、健康診査を受けることが勧められている。

> すこやかな妊娠と出産のために「妊婦健診を受けましょう」
> すてきです　ゆずりゆずられ　ありがとう
> こしにくる　重い荷物はお任せね
> やすめます　妊婦健診　受診のために
> かるい運動　ゆっくり食事　しっかり休養
> おとなりに　いるかもしれない　子育て仲間
> やめましょう　タバコにお酒　キッパリと
> こんなこと　聞いていいのと　思わずに　不安を解消　妊婦健診
> 出典：厚生労働省

　妊婦健診では、母子感染を起こす感染症の有無を調べたり、身体計測や血圧、尿、血液検査などで母子の健康状態を調べたりして、貧血や妊娠高血圧症候群、妊娠糖尿病などの病気を早期発見して胎児の発育や母体の健康を損なわないように対応する。

> 妊婦健診で調べる感染症
> 風疹ウイルス、性器クラミジア、ヒト免疫不全ウイルス（HIV）、梅毒、B型肝炎ウイルス、C型肝炎ウイルス、ヒト細胞白血病ウイルス－1型（HTLV-1）、B群溶血性レンサ球菌（GBS）
>
> 妊娠中に気をつけたい症状
> 性器出血、ふだんと違う下り物、腹痛、むくみ、がんこな便秘、
> つわりで衰弱がひどい、はきけや嘔吐、下痢、めまい、動悸が激しい、
> 今まであった胎動を感じなくなったとき、強い頭痛、発熱、強い不安感、
> イライラ
> 出典：「神奈川県　すこやかな妊娠と出産のために」を基に一部改変

(3) 両親学級（母親・父親教室）の受講

　母子保健相談指導事業の一つとして、主に第1子の妊娠について、妊娠、出産や育児に関する知識や技術取得のために市町村が定期的に無料

で開催している。同じ時期の出産予定者が集うことで、地域の子育て仲間を作ることもできる。

(4) 保健指導

保健師等による家庭への訪問指導、特に乳児の育て方や病気の予防などについて指導を行う「乳児家庭全戸訪問事業（こんにちは赤ちゃん事業）」などがある。

(5) 乳幼児健診

3〜4カ月健診、1歳6カ月健診、3歳児健診については特に重要とされ、集団健診で行う。それ以外の時期についても、かかりつけ医において無料で受けられる機会を設定している自治体もある。

(6) 療養援護

未熟児、小児慢性特定疾患や結核に罹患している子ども、自立支援医療を受ける障害児に対して医療保険の自己負担分を給付する等の療養援護が公費負担医療として実施されている。

また、未熟児の訪問指導や慢性の病気を持つ子どもの療育相談などを実施している。

(7) 特定不妊治療費助成事業

不妊で体外受精や顕微受精の治療を受ける人を対象に助成を行っている。給付額や所得制限があり、2013年の見直し案では、年齢が43歳未満、通算回数が6回（40歳以降で開始した場合3回）に変更された。

3. 母子保健と保育、および保護者や関連機関との連携

母子保健と保育に関連の深い事業として「病児・病後児保育事業」がある。これは、「一時預かり事業」や「休日・夜間保育事業」などを行っ

ている保育対策等促進事業の一つである。実施する病院や診療所では病児対応も行うが、保育所では病後児や体調不良対応を主に行う場合が多い。

　母子保健の向上には、日々の保育の中で保護者とのコミュニケーションを図り、家庭との連携をとることが欠かせない。送迎時に子どもの心身の健康に関する家庭での様子を聞き、保育所での様子を伝えて情報交換をする。子どもだけではなく、保護者や家庭の様子も把握し、必要に応じて情報提供など支援ができるように心がける。

　また、虐待防止、アレルギーを持つ子どもや障害児の対応、感染症の流行や食中毒の発生時、災害時等、地域の専門機関との連携を図ることも重要である。なお、「児童虐待の防止等に関する法律」にも明記されているように、虐待を発見した者は、市町村、都道府県の設置する福祉事務所もしくは児童相談所に通告しなければならない。

　子どもの養護、健康や育ち等を記載する「保育所保育要録」を保育所から小学校へ送付するなど保育所と小学校との連携が深くなりつつある。また、食育等推進事業など、生涯を通じて母子の健康を支援する事業も多く、次世代育成支援に重きを置くようになってきている。その子の生涯の健康と次の世代の母子保健へとつなげていくという視点も持ちたい。

【引用・参考文献】
　　新 保育士養成講座編編纂委員会編『子どもの保健』（新 保育士養成講座第7巻）全国社会福祉協議会、2011年
　　髙内正子編著『心とからだを育む子どもの保健Ⅰ』保育出版社、2012年
　　田中哲郎監修『子育て支援における保健相談マニュアル〔改訂第3版〕』日本小児医事出版社、2013年
　　神奈川県「健康・福祉・子育て＞出産・子育て＞出産・育児＞出産・育児に関する情報」http://www.pref.kanagawa.jp/cnt/f849/

厚生労働省「政策について＞分野別の政策一覧＞子ども・子育て＞子ども・子育て支援＞母子保健関係」http://www.mhlw.go.jp/seisakunitsuite/bunya/kodomo/kodomo_kosodate/boshi-hoken/

厚生労働省「平成24年人口動態統計月報年計(概数)の概況」http://www.mhlw.go.jp/toukei/saikin/hw/jinkou/geppo/nengai12/index.html

「健やか親子21」公式ホームページ http://rhino.med.yamanashi.ac.jp/sukoyaka/

【監修者紹介】

林 邦雄（はやし・くにお）
　元静岡大学教育学部教授、元目白大学人文学部教授
　［主な著書］『図解子ども事典』（監修、一藝社、2004年）、『障がい児の育つこころ・育てるこころ』（一藝社、2006年）ほか多数

谷田貝 公昭（やたがい・まさあき）
　目白大学大学院講師・聖心女子専門学校講師
　［主な著書］『新・保育内容シリーズ［全6巻］』（監修、一藝社、2010年）、『子ども学講座［全5巻］』（監修、一藝社、2010年）ほか多数

【編著者紹介】

加部 一彦（かべ・かずひこ）［第8章］
　総合母子保健センター愛育病院新生児科部長
　［主な著書］『新生児集中治療室 Baby ER』（共訳、秀潤社、2002年）、『障害をもつ子が育つということ──10家族の体験』（共編、中央法規出版、2008年）ほか多数

【執筆者紹介】

(五十音順、[ ]内は担当章)

青木　豊（あおき・ゆたか）[第6章]
　目白大学人間学部教授

浅野恵美（あさの・えみ）[第5章]
　中部学院大学看護リハビリテーション学部教授

岩間正文（いわま・まさふみ）[第9章]
　三菱名古屋病院元院長

小野友紀（おの・ゆき）[第7章]
　聖徳大学短期大学部講師

金井玉奈（かない・たまな）[第11章]
　富士心身リハビリテーション研究所所長

永井純子（ながい・じゅんこ）[第2章]
　福山平成大学福祉健康学部教授

西山里利（にしやま・さとり）[第14章]
　目白大学人間学部専任講師

平田香奈子（ひらた・かなこ）[第4章]
　鈴峯女子短期大学講師

堀　純子（ほり・じゅんこ）[第3章][第15章]
　洗足こども短期大学准教授

向笠京子（むかさ・きょうこ）[第10章]
　洗足こども短期大学専任講師

森本美佐（もりもと・みさ）［第12章］
　奈良学園大学奈良文化女子短期大学部教授

矢野　正（やの・ただし）［第1章］
　大阪女子短期大学専任講師

弓場紀子（ゆみば・のりこ）［第13章］
　畿央大学健康科学部准教授

保育者養成シリーズ

子どもの保健 I

2014年4月10日　初版第1刷発行

監修者　林 邦雄・谷田貝 公昭
編著者　加部 一彦
発行者　菊池 公男

発行所　株式会社 一藝社
〒160-0022　東京都新宿区新宿1-6-11
Tel. 03-5312-8890　Fax. 03-5312-8895
E-mail : info@ichigeisha.co.jp
HP : http://www.ichigeisha.co.jp
振替　東京 00180-5-350802
印刷・製本　シナノ書籍印刷株式会社

©Kunio Hayashi, Masaaki Yatagai 2014 Printed in Japan
ISBN 978-4-86359-069-4 C3037
乱丁・落丁本はお取り替えいたします

一藝社の本

保育者養成シリーズ
林 邦雄・谷田貝公昭◆監修
《"幼児の心のわかる保育者を養成する"この課題に応える新シリーズ》

児童家庭福祉論 　　髙玉和子◆編著
A5判　並製　224頁　定価（本体1,800円＋税）　ISBN 978-4-86359-020-5

教育原理 　　大沢 裕◆編著
A5判　並製　208頁　定価（本体2,200円＋税）　ISBN 978-4-86359-034-2

保育内容総論 　　大沢 裕・髙橋弥生◆編著
A5判　並製　200頁　定価（本体2,200円＋税）　ISBN 978-4-86359-037-3

保育の心理学Ⅰ 　　谷口明子・西方 毅◆編著
A5判　並製　216頁　定価（本体2,200円＋税）　ISBN 978-4-86359-038-0

保育の心理学Ⅱ 　　西方 毅・谷口明子◆編著
A5判　並製　208頁　定価（本体2,200円＋税）　ISBN 978-4-86359-039-7

相談援助 　　髙玉和子・和田上貴昭◆編著
A5判　並製　208頁　定価（本体2,200円＋税）　ISBN 978-4-86359-035-9

保育相談支援 　　髙玉和子・和田上貴昭◆編著
A5判　並製　200頁　定価（本体2,200円＋税）　ISBN 978-4-86359-036-6

保育・教育課程論 　　髙橋弥生◆編著
A5判　並製　216頁　定価（本体2,200円＋税）　ISBN 978-4-86359-044-1

障害児保育 　　青木 豊◆編著
A5判　並製　208頁　定価（本体2,200円＋税）　ISBN 978-4-86359-045-8

保育実習 　　髙橋弥生・小野友紀◆編著
A5判　並製　208頁　定価（本体2,200円＋税）　ISBN 978-4-86359-046-5

幼稚園教育実習 　　大沢 裕・髙橋弥生◆編著
A5判　並製　208頁　定価（本体2,200円＋税）　ISBN 978-4-86359-047-2

新版 保育者論 　　谷田貝公昭・髙橋弥生◆編著
A5判　並製　208頁　定価（本体2,200円＋税）　ISBN 978-4-86359-051-9

子どもの食と栄養 　　林 俊郎◆編著
A5判　並製　216頁　定価（本体2,200円＋税）　ISBN 978-4-86359-052-6

社会福祉 　　山﨑順子・和田上貴昭◆編著
A5判　並製　224頁　定価（本体2,200円＋税）　ISBN 978-4-86359-053-3

家庭支援論 　　中野由美子◆編著
A5判　並製　200頁　定価（本体2,200円＋税）　ISBN 978-4-86359-061-8

社会的養護 　　千葉茂明◆編著
A5判　並製　216頁　定価（本体2,200円＋税）　ISBN 978-4-86359-071-7

社会的養護内容 　　千葉茂明◆編著
A5判　並製　216頁　定価（本体2,200円＋税）　ISBN 978-4-86359-070-0

子どもの保健Ⅰ 　　加部一彦◆編著
A5判　並製　216頁　定価（本体2,200円＋税）　ISBN 978-4-86359-069-4

ご注文は最寄りの書店または小社営業部まで。小社ホームページからもご注文いただけます。